荣 获

◎ 第七届统战系统出版社优秀图书奖

◎ 入选原国家新闻出版广电总局、全国老龄工作委员会办公室首届向全国老年人推荐优秀出版物名单

◎ 入选全国图书馆 2013 年度好书推选名单

◎ 入选农家书屋重点出版物推荐目录（2015年、2016年）

强迫症
（第二版）

名医与您谈疾病丛书

学术顾问◎钟南山　陈灏珠　郭应禄　王陇德

　　　　　葛均波　张雁灵　陆　林

总　主　编◎吴少祯

执行总主编◎夏术阶　李广智

顾　　问◎陆　林　张明园　徐声汉　江开达

名誉主编◎王祖承　徐一峰　谢　斌　陈圣祺

主　　编◎李广智

中国健康传媒集团

中国医药科技出版社

内容提要

本书重点介绍了强迫症的一般常识、病因、临床症状、诊断与鉴别诊断、治疗以及预防保健知识，并通过案例分析等从各个侧面深入浅出地阐述了强迫症的相关知识。适合强迫症患者和家属阅读，也可供社区社工、心理咨询师、心理治疗师和临床医生、护理人员阅读参考。

图书在版编目（CIP）数据

强迫症 / 李广智主编 .—2 版 .—北京：中国医药科技出版社，2021.1

（名医与您谈疾病丛书）

ISBN 978-7-5214-2103-3

Ⅰ.①强⋯ Ⅱ.①李⋯ Ⅲ.①强迫症－防治－问题解答 Ⅳ.① R749.99-44

中国版本图书馆 CIP 数据核字（2020）第 207356 号

美术编辑 陈君杞
版式设计 南博文化

出版 **中国健康传媒集团** | 中国医药科技出版社
地址 北京市海淀区文慧园北路甲 22 号
邮编 100082
电话 发行：010-62227427 邮购：010-62236938
网址 www.cmstp.com
规格 710 × 1000mm $^1/_{16}$
印张 12 $^3/_4$
字数 192 千字
初版 2013 年 7 月第 1 版
版次 2021 年 1 月第 2 版
印次 2022 年 11 月第 2 次印刷
印刷 三河市万龙印装有限公司
经销 全国各地新华书店
书号 ISBN 978-7-5214-2103-3
定价 **38.00 元**

获取新书信息、投稿、为图书纠错，请扫码联系我们。

出版者的话

党的十八大以来，以习近平同志为核心的党中央把"健康中国"上升为国家战略。十九大报告明确提出"实施健康中国战略"，把人民健康放在优先发展的战略地位，并连续出台了多个文件和方案，《"健康中国2030"规划纲要》中就明确提出，要加大健康教育力度，普及健康科学知识，提高全民健康素养。而提高全民健康素养，有效防治疾病，有赖于知识先导策略，《名医与您谈疾病丛书》的再版，顺应时代潮流，切合民众需求，是响应和践行国家健康发展战略——普及健康科普知识的一次有益尝试，也是健康事业发展中社会治理"大处方"中的一张有效"小处方"。

本次出版是丛书的第三版，丛书前两版出版后，受到广大读者的热烈欢迎，并获得多项省部级奖项。随着新技术的不断发展，许多观念也在不断更新，丛书有必要与时俱进地更新完善。本次修订，精选了44种常见慢性病（有些属于新增病种），病种涉及神经系统疾病、呼吸系统疾病、消化系统疾病、心血管系统疾病、内分泌系统疾病、泌尿系统疾病、皮肤病、风湿类疾病、口腔疾病、精神心理疾病、妇科疾病和男科疾病等，分别从疾病常识、病因、症状表现、诊断与鉴别诊断、治疗和预防保健等方面，进行全方位的解读；写作形式上采用老百姓最喜欢的问答形式，活泼轻松，直击老百姓最关心的健康问题，全面关注患者的需求和疑问；既适用于患者及其家属全面了解疾病，也可供医务工作者向患者介绍病情和相关防治措施。

本丛书的编者队伍专业权威，主编都长期活跃在临床一线，其中不乏学科带头人等重量级名家担任主编，七位医学院士及专家（钟南山、陈灏珠、郭应禄、王陇德、葛均波、陆林、张雁灵）担任丛书的学术顾问，确保丛书内容的权威性、专业性和前沿性。本丛书的出版不仅是全体患者的福音，更是推动健康教育事业的有力举措。

本丛书立足于对疾病和健康知识的宣传、普及和推广工作，目的是使老百姓全面了解和掌握预防疾病、科学生活的相关知识和技能，希望丛书的出版对于提升全民健康素养，有效防治疾病，起到积极的推动作用。

中国医药科技出版社

2020年6月

序

2020年10月10日世界精神卫生日，专家披露了一组数据：强迫症的终身患病率为0.8%~3.0%，精神科门诊患者的患病率约10%，平均发病年龄为20岁，男性（19岁）稍早于女性（22岁）。约2/3的患者起病于25岁以前，不到15%的患者起病于35岁以后。女性患病率稍高于男性（1∶1.2）。

强迫症与其他精神障碍具有较高的共病率，56%~83%的强迫障碍患者至少共患一种其他精神障碍，如与抑郁症的共病率为67%，社交恐惧症为25%，抽动秽语综合征为5%~7%，抽动症为20%~30%。强迫症还与酒精使用障碍、广泛性焦虑障碍、特定恐惧症、惊恐发作、进食障碍、人格障碍等有较高的共病率，因而容易误诊。

中国心理卫生协会自2006年起非常注重开展心理卫生的宣教工作。在中国心理卫生协会和上海市心理卫生学会的支持下，上海市精神卫生中心曾组织上海交通大学、复旦大学和同济大学有关心理卫生及精神医学的专业人员，举办各类科普讲座，并编写了有关精神障碍的科普专著，其中也包括《强迫症》这本书。本书第一版2013年一上市就获得了读者的一致好评，入选"全国图书馆2013年度好书推选"名单，并被列入原国家新闻出版广电总局、全国老龄工作委员会办公室联合评选的"首届向全国老年人推荐优秀出版物"名单。

2020年，强迫症的防治理论得到了长足的发展。为了与时俱进，本书编委会的专家根据最新理念更新了内容。书中针对强迫症患者的痛点，采用问答的形式，尽可能深入浅出地解答。撰写本书的作者，均为在临床上有丰富经验、在理论上有很深造诣的医师，不乏上海乃至全国新一代有名望的专家。本书主编李广智先生，为精神科执业医师、上海市优秀科普作家、上海市大众科普奖提名奖获得者，其既有丰富的理论和临床知识，也有丰富的著书和编纂经验。

本书不仅有助于患者和家属了解强迫症最常见的症状、发病原因、诊断和鉴别诊断、治疗、康复和自我保健等方面知识，也适用于广大精神科或全科医生和护理人员查阅和参考。

中国心理卫生协会名誉理事长、主任医师、教授　王祖承

上海市精神卫生中心院长、主任医师、教授　徐一峰

上海市疾病预防控制精神卫生分中心主任、主任医师、教授　谢　斌

上海市杨浦区精神卫生中心前院长、主任医师　陈圣祺

2020年10月10日世界精神卫生日

再版前言

古希腊神话的悲剧人物西西弗斯，被宙斯诅咒，在地狱中不断地推巨石上山，巨石到了山巅，又滚落到了山脚。就这样日复一日、年复一年地推着巨石……这种徒劳无功、毫无指望的苦役真令人痛苦难熬。

其实，日常生活中我们也常看见西西弗斯的影子：走出了门，常常反复回家检查门是否锁住了、煤气是否关掉了；手洗了一遍又一遍，没完没了；账目核对了一遍又一遍，始终不放心……明知是多余，但不能克制自己，内心充满了痛苦。心理学和精神医学将之称为强迫症。

在20世纪80年代以前，强迫症被视为较为罕见的疾病。但是进入21世纪，随着中国经济的迅速起飞，社会生活逐渐多元化，竞争日益剧烈，生活节奏也越来越快，人们的各种心理压力和问题与日俱增。2019年全球疫情，更引发全球焦虑，而焦虑是引发强迫症的最主要的危险因素之一。《中国强迫症防治指南》（以下简称《指南》）指出：强迫症也常常共患焦虑障碍，持续增高的焦虑情绪是发展为强迫症的危险因素。有研究发现，焦虑（87%）、低自信（80%）是强迫症发病前最早的非特异性症状。

2020年8月8日，第五届东方心身医学论坛暨第七届国际心身医学前沿论坛在南京举行，专家线上线下共话心身医学领域发展新进展：在新冠肺炎疫情防控进入常态化的"后疫情时代"，民众存在恐慌、焦虑等应激情绪反应，严重者产生"心碎综合征"，这种疫情应激性心理疾病不容忽视。专家列举了典型的案例：频繁洗手、消毒衣物，不敢出门……这是"心"病！

焦虑会直接导致强迫，焦虑与强迫互为因果！强迫症常常与其他精神障碍如抑郁障碍、社交焦虑障碍、进食障碍、抽动障碍、精神分裂症、双相情感障碍等共病。共病不仅造成强迫症的诊断和治疗上的困难，也会影响患者的功能结局。

强迫症是位列WHO第十位的致残性疾病，在15~44岁女性中，该疾病甚至成为前五位致残性疾病。强迫症不但使个人功能损害，严重损伤了生活质量，还严重损伤家庭功能：强迫症患者的家属因患者的疾病减少了社交活动，导致隔离感和压抑感增加。强迫症男性患者更易长期失业和依靠救助，也给家庭成员造成重大的负担。

强迫症的致残性较高，但很多患者不寻求医治。流行病调查显示，只有34%的患者寻求医疗帮助，从症状出现到确诊大概平均要经历17年，50%的患者在就医前的20年就已经出现强迫症状。

所有这些因素与精神健康知识贫乏及疾病自知力有关。国内针对普通人群特定精神障碍的知晓率调查发现，强迫症知晓率最低（22.5%）。

强迫症，已成为威胁国人健康的"达摩克利斯之剑"！值得庆幸的是，强迫症是可防可治的，一级预防是病因预防（详见本书的"预防保健篇"），二级预防是早发现、早诊断、早治疗（详见症状篇、诊断与鉴别诊断篇等有关章节）。

《指南》指出：经过规范的心理和药物治疗，强迫症状是可以及时得到改善、痊愈或亚临床痊愈的。具体如下：①强迫症状显著减轻，社会功能基本恢复，能够有效地应对压力，减少复发。②症状减轻到对社会功能和生活质量影响较小，比如在强迫症状上尤其是强迫动作上每天花费的时间少于1小时；强迫症状伴随的焦虑在可以耐受的范围内或几乎没有焦虑；能够带着"不确定感"生活；强迫症对日常生活的影响很小或几乎不造成痛苦；患者能够应对压力，防止症状有大的波动。③对于难治性强迫症患者，也能最大限度减少症状的频率和程度，患者不同程度地接受带着症状生活，从而减少疾病对生活质量和社会功能的影响，愿意接受持续治疗。

本书在2013年一经出版，即入选"全国图书馆2013年度好书推选"名单，及原国家新闻出版广电总局、全国老龄工作委员会办公室联合评选的"首届向全国老年人推荐优秀出版物"名单。2020年，强迫症的防治理论有了长足的发展。为了与时俱进，响应国家《健康中国行动（2019—2030年）》政策号召，本书编委会的专家根据最新理念更新了内容。书中针对患者提得最多的问题，采用问答形式，尽可能深入浅出地解答。本书不仅有助于患者和家属了解强迫症常见的症状、发病原因、诊断和鉴别诊断、治疗、康复和自我保健等方面知识，也适用于广大精神科或全科医生和护理人员查阅和参考。

感谢中国心理卫生协会专家对本书的指导、审阅，并将本书列为全国科普宣传推荐读本。感谢著名精神医学专家王祖承、徐一峰、谢斌和陈圣祺等教授指导。感谢每一位参加编写者。

本书的出版，得到中国医药科技出版社的大力支持，特表衷心感谢。

李广智

2020年10月10日世界精神卫生日

目录

常识篇

病 因 篇

症 状 篇

诊断与鉴别诊断篇

治疗常识篇

心理治疗篇

药物治疗篇

儿童强迫症篇

预防保健篇

常 识 篇

什么是强迫症？

强迫症属于神经症的一种类型，指一种以强迫症状为主的神经症，其特点是有意识的自我强迫和反强迫并存，二者强烈冲突使患者感到焦虑和痛苦；患者体验到观念或冲动系来源于自我，但违反自己的意愿，虽极力抵抗，却无法控制；患者也意识到强迫症状的异常性，但无法摆脱。病程迁延者可以仪式动作为主而精神痛苦减轻，但社会功能严重受损。

强迫观念是以刻板形式反复进入患者意识领域的思想、表象或意向。这些思想、表象或意向对患者来说，是没有现实意义的、不必要的或多余的；患者意识到这些都是他自己的思想，很想摆脱，但又无能为力，因而感到十分苦恼。强迫动作是反复出现的刻板行为或仪式动作，是患者屈从于强迫观念、力求减轻内心焦虑的结果。

什么是神经症？

神经症是一组主要表现为焦虑、抑郁、恐惧，强迫、疑病症状，或神经衰弱症状的精神障碍。本障碍有一定的人格基础，起病常受心理社会（环境）因素影响。症状没有可证实的器质性病变作基础，与患者的现实处境不相称，但患者对存在的症状感到痛苦和无能为力，自知力完整或基本完整，病程多迁延。各种神经症性症状或其组合可见于感染、中毒、内脏、内分泌或代谢和脑器质性疾病，称神经症样综合征。

什么是人格障碍？

人格障碍指人格特征明显偏离正常，使患者形成了一贯的反映个人生活风格和人际关系的异常行为模式。这种模式显著偏离特定的文化背景和一般认知方式（尤其在待人接物方面），明显影响其社会功能与职业功能，造成对社会环境的适应不良，患者为此感到痛苦并已具有临床意义。患者虽然无智能障碍，但适应不良的行为模式难以矫正。仅少数患者在成年后程度上可有改善。通常开始于童年期或青少年期，并长期持续发展至成年或终生。如果人格偏离正常系由躯体疾病（如脑病、脑外伤、慢性酒中毒等）所致，或继发于各种精神障碍应称为人格改变。

人格障碍有哪些特征？

以过分的谨小慎微，严格要求与完美主义，及内心的不安全感为特征。男性多于女性2倍，约70%强迫症患者有强迫型人格障碍。

什么是强迫状态？

强迫状态指的是以强迫观念、强迫情绪、强迫动作等分别或某种结合形式，见于各种精神疾病状态。自19世纪末以来许多学者的大量研究表明，在强迫性神经症、强迫型人格障碍是以强迫症状为主，在抑郁状态、焦虑状态以及一些精神疾病往往可见强迫症状伴发。强迫型人格旧称精神衰弱或精神衰弱型人格障碍，具有所谓焦虑多疑性格特征，突出表现如忧郁或多疑，平时即疑虑重重。患者常有与此类性格特征密切联系的强迫症状，例如强迫怀疑（专指对本人做过的事情，如锁门、关灯等动作是否完成得完好发生怀疑），从而在强迫怀疑背景上产生继发性强迫现象，如强迫性检查或强迫性仪式动作（指一系列的动作），即如锁门后，或关闭电门后产生反复地检查、核查的动作。这是为了摆脱强迫现象的痛苦折磨，而采取的一类保护性措施。强迫性仪式是患者为自己规定了必须执行的整套习惯性动作，在每次活动前后照例要做完所规定的动作程序以后，患者才能暂时得以安心。

精神分裂症时的强迫状态又有其特点，往往强迫状态的内容是荒谬的或更难以理解的。情绪反应常是较为贫乏或缺乏生动性、鲜明性的。脑炎所伴有的强迫现象，往往带有强制性特点，有时还可出现如以强制性的以下流语词骂人的企图。

强迫症是常见病吗？

在20世纪80年代以前，强迫症被视为较为罕见的疾病。但是近年来发病率在不断攀升。

1982年我国12地区精神疾病流行病学调查，本病在15~59岁人口中，患病率为0.3‰。城乡的患病率相近。天津市区调查（1981~1982年），强迫症患病率为0.13‰。

近年来我国大陆没有强迫症的流行病学资料，但是，香港特别行政区的研究报道显示，香港强迫症患病率为2%，台湾地区为0.7%。

在神经症专科门诊中强迫症患者占12%（长沙，1989年）。强迫性思维、表象、恐惧或冲动也可发生于一些正常人，尤其在关于性冲动和攻击性冲动方面，但与强迫症不同的是症状并不持续，只是偶尔出现。

根据美国、加拿大、以色列、德国、新西兰、韩国、冰岛等国1984~1994年不同时间、不同地区的流行病学研究报道，强迫症的患病率为0.7%~2.1%，排名在抑郁症和精神分裂症之间。在美国，焦虑障碍的终身患病率为：惊恐障碍2.3%~2.7%；广泛性焦虑4.1%~6.6%；强迫症2.3%~2.6%；社交恐惧症2.6%~13.3%。2016年8月出版的《中国强迫症防治指南》报道：在世界范围内，强迫症的终身患病率为0.8%~3.0%，介于焦虑障碍/抑郁障碍（5%~10%）与精神病性障碍（1%）之间。西方国家强迫症的患病率比较高，如加拿大强迫症的终身患病率为1.6%~3.0%，美国为2.3%；英国时点患病率为1.1%。在5~18岁不同年龄段儿童中的终身患病率和时点患病率分别为0.53%~3.56%和0.17%~4.0%。我国报道的强迫症患病率总体上低于多数西方国家，时点患病率为0.10%~0.30%，终身患病率为0.26%~0.32%。

可见，强迫症已是一种常见的、慢性的、造成患者功能损害的疾病，已经成为一个全球性的问题，估计全世界强迫症的患者至少有5000万。

强迫症是"精神病"吗?

一般人心目中的"精神病",实际上是医学上所指的伴有精神病性表现的严重精神病,如精神分裂症。精神病性表现有三大特点:①患者常有一些幻觉等病态体验,并不能把其病态体验与现实区分开来,把病态体验当成现实。如有患者在一个人时听到有人跟他讲话,命令他干这干那,患者不能区分这是一种病态体验(命令性幻听),相反会按照命令行事。再比如有的患者坚信周围的人都要谋害自己,但实际上根本没这回事,别人反复说服他这是不可能的,但他仍然坚信不疑,这是一种被害妄想。②患者没有能力按社会认为适宜的方式行动,他们在病态体验(幻觉、妄想等)的支配下出现一些异常行为。③患者对自己这种异常表现不能察觉,认为自己精神正常,没有病,没有自知力。

而强迫症患者一般认识到自己的观念(强迫观念)或/和行为(强迫行为)是起源于自己的内心,不是被别人或外界影响强加的。强迫症状反复出现但没有意义,患者感到不快,甚至感到痛苦,因此内心试图抵抗,但不能奏效。所以一般会主动就医,有自知力。

强迫症中,大部分患者病情由轻到中度,不伴有精神病性表现,病情严重的只占少数。虽然严重的强迫症患者有时也会有一些幻觉、妄想等病态体验,但经治疗后病情会很快好转,随着病情的减轻,患者能认识到自己有病,并积极配合治疗。所以它与一般人观念中的"精神病"不同。

强迫症是精神障碍吗?

在上一个题目"强迫症是精神病吗?"一文中,主要从狭义的概念来讲,强迫症不是精神病,主要告诉读者,强迫症不是精神分裂症。但从广义的角度讲,强迫症属于精神障碍,即精神疾病的范畴。精神障碍(精神疾病)实际上分成很多种类,病情轻重不一,对患者日常生活的影响也各异。其实,人们生活在现今社会,经常要面对高效率、快节奏的要求及所带来的压力，随时都会在精神心理上受到各种困扰，一旦处理不当，就会造成精神疾病，不仅对个人，还会对家庭和社会，带来很大的影响。

精神疾病是在受到内外各种致病因素的影响下，大脑功能活动发生紊乱而导致认知、情感意识及行为精神活动产生不同程度障碍的疾病，如偏执，认知、情感意识、感应等障碍而产生恐惧、焦虑、幻听幻觉、敏感多疑、强迫急躁，思维紊乱，不能控制自己的状态等。精神疾病可分为器质性精神障碍、精神分裂症、情感障碍、人格障碍等。为了消除多数人对精神疾病的误解，目前已用"精神障碍"一词来替代原来常用的"精神病"。精神障碍其实是一种常见的疾病。根据统计资料，平均每十个人之中，就有一个人患有或轻或重的精神障碍。

我们还要弄清强迫症在精神障碍中的分类。在《中国精神障碍分类与诊断标准（第三版）（CCMD3）》中，将精神障碍分为0~9十大类，第四大类是"癔症、应激相关障碍、神经症"。强迫症是以强迫观念、强迫冲动、强迫行为等强迫症状为主要表现第一种神经症。因此，从广义上讲强迫症属于精神障碍（精神疾病）的范畴。

强迫症会发展为精神分裂症吗？

常有强迫症患者及家属在看见行为明显失常的精神疾病如精神分裂症患者后会焦虑地问医生，自己或亲人会不会变成精神分裂症。唯恐自己或亲人有朝一日变成行为明显失常、影响他人的严重精神疾病患者。

根据目前的研究结果，回答是否的，强迫症不会变成精神分裂症，除非诊断错误。其实，"强迫症"是"强迫症"，"精神分裂症"是"精神分裂症"，这是两种不同的疾病，其病因及发病机制不同。目前一般认为强迫症主要是由于脑中5-羟色胺（5-HT）缺乏所致，而人们一般指的精神分裂症病的发病机制或病因与强迫症不同，如精神分裂症的发病机制一般认为主要是由于多巴胺功能亢进，所以强迫症发展下去还是强迫症，不会发展为精神分裂症。如果治疗及时有效，则强迫症预后良好。在现代社会中，人们常常不愿承认自己有精神方面或心理方面的疾病，包括强迫症，觉得生了这种病很不光彩，担心受到歧视，不敢踏入精神科或心理门诊，担心被人知道。

其实强迫症就像高血压一样，是一种疾病，是生物、心理等因素交互作用的结果，没什么见不得人的，需要及时治疗。有研究表明强迫症延误治疗的时间越长，治疗越困难，也越可能反复发作，越容易发展成慢性严重性的衰退性疾病。

有人会问，为什么极个别的患者，一会儿被诊断为强迫症，一会儿又被诊断为精神分裂症呢？这是因为就医过程也是医生不断认识疾病、不断提高认识的实践过程。虽然目前已有许多先进的仪器设备用于许多疾病的诊断和治疗，但是在精神科，诊断仍然依靠古老的描述性症状学。这些症状的发现，取决于病史的采集、患者的合作程度，取决于医生对这些症状的熟悉程度，以及医生的临床技能——交谈技巧。精神分裂症患者可因幻觉、妄想继发产生强迫症状。反之强迫症患者病情严重时也可以发生片段的幻觉、妄想。如果医生没有鉴别清楚症状的因果关系，如果患者不合作、症状表达不清楚，就可能出现一会儿被诊断为"精神分裂症"，一会儿又被诊断为"强迫症"的现象。不过随着时间的推移，患者症状的暴露，以及医生的认识提高，诊断的准确性也日益提高。

强迫症与其他精神障碍的共病现状如何？

《中国强迫症防治指南》指出：56%~83%的强迫症患者至少共患一种其他精神障碍，美国共病调查数据显示，终身共病率高达90%。儿童青少年患者中有48%的共病率。情感障碍（包括有自杀倾向的抑郁障碍、双相情感障碍）、焦虑障碍（惊恐障碍、广泛性焦虑障碍、社交焦虑障碍）、神经性厌食症和贪食症、物质相关及成瘾障碍、抽动障碍和其他强迫谱系障碍都是强迫症常见的共患病。最常见的共患疾病是抑郁障碍和焦虑障碍。强迫症与心境障碍的共病率为12%~85%，与其他焦虑障碍的共病率为

24%~70%，与人格障碍的共病率为15.6%~50.0%，与人格障碍的共病率甚至有高达88%的报道，可能与研究对象是社区样本还是临床样本有关。美国共病研究报道，38.6%的强迫症患者伴物质滥用；荷兰的研究结果报道，26.6%的男性和3.9%的女性强迫症患者共患物质相关及成瘾障碍。强迫症患者中，抑郁障碍的患病率是普通人群的8~10倍，精神分裂症和进食障碍的患病率是普通人群的8倍。

什么是自知力？

自知力又称内省力，指患者对其精神病状态的认识能力，即是否察觉到自己的精神状态存在异常，对自己异常的表现能否正确分析和判断。能正确认识自己的精神病理病态称为"有自知力"，认为自己的精神病理状态不是病态称为"无自知力"，介于两者之间为"有部分自知力"。

自知力缺乏提示什么？

自知力缺乏是多数精神疾病（如精神分裂症）的常见症状，具有较高的诊断价值，它的有无，是鉴别神经症与精神分裂症的一个重要指征，因此它在精神科临床上占重要地位。早在1973年WHO在一项精神分裂症的国际合作研究中就已发现，急性精神分裂症最常见的症状是自知力缺失，高达97%，慢性精神分裂症为89.3%，而各国关于精神分裂症诊断中一致性最高的症状也是自知力缺失。有人研究的77例患者中入院时无一自知力完整者。

判断有无自知力有四条标准：①患者意识到出现别人认为异常的现象。②患者自己认识到这些现象是异常的。③患者认识到这些异常是自己的精神疾病所致。④患者意识到治疗是必须的。

强迫症、焦虑症等神经症患者的自知力多数存在。精神病患者的自知力如能逐渐恢复，是疾病趋向缓解的主要指征之一。在临床上自知力完整程度及其变化，往往被看作判断精神疾病恶化、好转或痊愈的一个标准。自知力完全恢复是精神病痊愈的重要指征之一。且有自知力的患者能够主动配合治疗，依从性好，这对巩固疗效、防止复发有极其重要的意义。而自知力缺乏的患者往往不配合治疗，拒绝服药，不愿就医，常导致复发。

什么是精神检查？

一谈及检查，人们常不由自主地想起心电图、X线、CT等检查。但精神科医生常通过谈话进行检查。医生通过倾听、询问病史，了解病情，并捕捉病情的蛛丝马迹。

精神检查是医生通过与患者或家属交谈，了解患者有哪些精神症状，各个精神症状的特点与彼此联系，患者对疾病的态度及治疗要求等。有人怀疑，不通过特殊仪器检查，仅与患者谈谈话就下个诊断？所以对医生的指导也半信半疑，配了药也不按规定服或服服停停。事实上，精神检查是精神科医生的专门技巧，集中了医生丰富的临床经验，医生对患者进行精神检查的时候，总是根据患者的心理特点有针对性地提出问题，了解患者心理过程中的知、情、意及协调状况，然后对精神症状加以归纳。因此患者和家属一定要配合医生进行精神检查，一定要实事求是地反映自己的真实感受，切忌隐瞒或夸大症状，在接受精神检查时要主动叙述自己的病态体验，也可针对医生的提问逐一作答。当医生对患者进行精神检查时，家属可在旁边静听，一般不要插话，除非医生的提问内容有所遗漏，此时可向医生补充叙述。有时医生为了深入了解患者的发病过程及涉及某些患者的隐私问题，可能要求家属暂时回避，此时家属应该配合。

什么是心理学检查？

心理学检查对于强迫症诊断具有辅助性价值，近年来为了对精神状况进行量化评价或做治疗前后的效果比较，常使用一些心理学量表，这是精神医学向标准化发展的重大进步，但专门用于测试强迫症的量表应用尚不广泛，而且针对强迫行为的较多，针对强迫思维的较少。

心理学检查对强迫症应用较广泛的是个性测验，该测验的结果对阐明强迫症患者当前的心理体验及病前个性具有参考意义。常用的是明尼苏达多相个性测验（MMPI-2），其中有10个临床量表，分别用英文缩写字代表，如：Hs=疑病，D=抑郁，Hy=癔症，Pd=人格偏离，Mf=性别角色，Pa=妄想，Pt=精神衰弱，Sc=精神分裂症，Ma=轻躁狂，Si=社会内向。强迫症患者测得Pt分数高，说明病前个性有易紧张、焦虑、反复思考、强迫思维、恐怖、刻板等特点，同时其所测得Hs及D分数可能较高，说明存在疑病及抑郁情绪。

其次是90项症状清单（SCL-90），也叫症状自评量表，该量表有10个因子，分别是：躯体化、强迫症状、人际关系敏感、抑郁、焦虑、敌对、恐怖、偏执、精神病性、有关睡眠和食欲的情况。强迫症患者测得强迫症状因子分高，且常伴有人际关系敏感、抑郁、焦虑等因子分的升高。

由于篇幅有限，本书仅对以上的两个量表作以上简单的介绍。Yale-Brown强迫症状量表主要用以评估已被诊断为强迫症的患者的症状严重程度和治疗效果，一般不能作为诊断用量表。因此在使用该量表评定之前，首先应明确患者确实是患有强迫症。具体介绍详见本书的附录。

Marks恐怖强迫量表（MSCPOR或MOS），主要用于对强迫性神经症和恐怖性神经症的治疗效果评价，是比较有效的恐怖强迫量表之一。具体介绍详见本书的附录。

强迫症的疾病负担如何？

强迫症是位列世界银行和WHO排名第十位的致残性疾病，在15~44岁女性中，该疾病甚至成为前五位致残性疾病，严重影响患者个人功能、生活质量和家庭功能。

（1）对个人功能损害：强迫症对婚姻、职业、情感、社会功能都有影响。一些研究发现强迫症患者功能受损程度与糖尿病、抑郁障碍、焦虑障碍及精神分裂症等各种疾病的功能损害相似。

（2）对生活质量的影响：强迫行为、强迫思维严重影响患者的生活质量和社会功能，且强迫思维对患者生活质量的影响明显高于强迫行为。

（3）对家庭功能的影响：强迫症患者的强迫行为和强迫思维往往不被家人理解，被认为是"怪癖"，常常受到冷嘲热讽，更引发患者的焦虑情绪。强迫症患者的家属因患者的疾病减少了社交活动，导致隔离感和压抑感增加。强迫症男性患者更易长期失业和依靠救助，也给家庭成员造成极大的负担。

什么是洁癖？

谈到洁癖，大家一定耳濡目染，不会陌生。如果你碰见以下这位姑娘的情况，您能判断她是洁癖吗？

某单位有位年轻的姑娘，喜好洁净已经到了成癖的地步，她不仅每天必须反复不断地洗脸洗手，甚至连上班时为避免在公共汽车与他人接触而弄脏自己，每天竟花去3小时走路上下班（她不会骑车）。回家后，她更是要反复地把家里的地板、桌椅、日常用品擦得干干净净才罢休，屋内哪怕有一点不洁之处都会让她心里十分不舒服。

这位小姐所表现出来的是一种叫作"洁癖"的心理病症，它属于强迫症的范畴。洁癖者对自身及其所处环境的洁净要求，几乎到了无以复加的挑剔程度。他们总是强迫自己做一些清洁工作，否则内心就感到烦躁空虚，以致最后这种清洁工作成了其生活的一个不可取代的重要组成部分。

洁癖患者以女性居多。美国旧金山一家结婚顾问公司的女老板宝莲，她规定公司的职员每隔1小时就要进浴室洗澡1次，每天冲洗8次，浴巾和香皂免费供应，她本人每天至少冲洗10次。

所谓"癖"，是由于某种原因，从过去到现在，在某人行为模式中固定化了的，成为他身上所特有的频繁出现的东西。"癖"表现出做某种行为时的心理倾向，它往往与人在过去长时间的生活经历中的精神成长有关，也同该人现时的心理背景有着很深的关系。所以透过洁癖，我们可以找出好洁成癖者的有关心理动因。

首先，洁癖可能是由生活经历，即出身和家庭环境而产生，有些洁癖者的父母特别是母亲，往往就是一个洁癖者，他们对子女的洁净有一种超乎寻常的要求。小苏小时候母亲对她十分严厉，一切与小苏相关的东西，不论是她的身体和衣服，还是她的床与桌子，只要有一点脏和乱，马上就会遭到爱净如命的母亲的一番没完没了的训斥，并且勒令小苏马上收拾干净。天长日久，小苏对脏与乱产生了一种病态的恐怖。一旦看到哪个地方有点凌乱，她马上会联想到母亲那严厉的面孔和刻薄的语言，进而产生心理上的紧张感。于是渐渐地，她同母亲一样，不能容忍自己及其周围有那么一点点不干净的地方，哪怕那"不干净"在别人眼里并算不了什么。

其次，洁癖可能反映了一种自卑心理。有些洁癖者由于某种原因感到很自卑，因而他们很担心自己因不整洁而被人看不起。小芬从农村考上了大学，她常常因物质生活水平没有城市同学高，见识没有城市同学那么广，以及说话没有城市同学那么纯正而感到低人一头。有一次同屋的一个城市的女同学讽刺乡下人身上有一种难闻的味，她听后就老担心自己身上会产生别人难以接受的味，所以从此以后，她老是反复地洗澡洗衣服，最后竟成了洁癖。

最后，洁癖可能是一种代偿行为。所谓代偿行为，就是人在某种心理欲望得不到满足时，通过它来获得替代满足的一种方式。文芳找了个大老板结了婚，但婚后两人感情并不融洽。丈夫由于业务繁忙经常长期在外，常常让她一个人空守闺房。后来她又发现丈夫与别的女性还有不正当的关系，更让渴望真情挚爱的她心灰意冷。于是她整日地把时间花在反复地梳洗打扮上，一会儿照照镜子，一会儿又闻闻手，总觉得还不够洁净，于是又擦又洗。显然，文芳的洁癖背后隐藏着一种不能得到满足的心理欲求，她企图借外在洁净来增强自己的魅力，满足自己被爱的强烈心理需求。由此可见，洁癖是当事者在其生活过程中，逐渐固定下来的行为模式。所以洁癖者要从上述分析中找出与自己有关的心理动因，对症下药而加以克服。此外，无论是何种原因导致的洁癖，当事人都应让自己明白，整洁干净自然是好，但凡事不能绝对。人的天性中应有一点对乱的宽容，这样才能保证自己心态和生活的稳定与正常。

什么是性洁癖？

问：我是个特爱干净的女生，从事IT工作，新婚不久。我爱人不太爱干净，回家后不换衣，也不洗手，内裤又是1周才换1次。我总觉得他脏。他总希望我在性生活时主动点，并且每次都喜欢射在我嘴里，请问他是不是心理有什么问题？每次性生活前后，我都逼着他不断冲洗。另外，我还要在床上铺一次性床单，这样才觉得干净。做完后，我会立刻把床单扔掉。并且我自己洗澡的时间也特长。有几次老公强烈抗议，说我有性洁癖，究竟什么是性洁癖？我是真的有病吗？

答：性方面的洁癖有3种表现：①自我肉体洁癖，即对自己的肉体，尤其对生殖器官、生理现象抱着不科学的认知，或者觉得它们丑陋，或者觉得它们肮脏。②对异性的肉体洁癖。③对异性的精神洁癖，即厌恶异性正常的性行为、性神态或性言语。

一般人不容易认识到这是性洁癖，更不容易理解自己或对方的性洁癖由何而来，往往认为对方是"不爱我，或不真爱我"；而自己的性洁癖则不过是"讲卫生"，甚至是"情趣高雅"。

其实，性洁癖是指当事人尽管在理智上承认对方的生殖器和性行为是干净的，即符合卫生上的无菌标准，但总是不由自主地在心理上觉得对方"脏"，或总是联想到某些自己认为脏的事物，属于一种心理障碍。若勉强自己或对方去做，反而会造成更多的矛盾与痛苦。

要消除性洁癖的第一步是认识到它的存在；第二步是自我探求性洁癖的来源，消除性洁癖的原因；第三步是自己要主动积极地寻求心理上的脱敏，用积极的性热情来取代性洁癖。

建议你们可以尝试着共浴互洗、日常家中裸体等等。如果还不能"脱敏"，则最好去心理咨询门诊请教医师。

顺便提一下，男性希望女性在性活动中主动是很正常的。因为有很多男女，无论是夫妻或恋人，都习惯了男性主动，女性被动。但对男性来说，如果女性主动，其性兴奋就会更多，感觉会更好。你不妨尝试着主动些，也许会给你和他都增添乐趣。至于他总喜欢把精液射在你嘴里，如果只是一次两次，那很正常，应该没什么问题，但如果每次都这样，那他可能会有点心理上的困扰。如果你们在这个问题上无法很好地交流，那最好请教专业的心理咨询师帮着做些深度了解和探询。

为什么现代成功人士中强迫症患者不在少数？

美国梅约医学中心心理学医生斯蒂文·怀特塞德说："尽管从统计来看，现在并没有明显数据表明，名人容易得强迫症，但是这种焦虑状态，并不是全都有害无益。实际上，某种程度上，强迫思想或强迫行为，只要不是过分严重，反而能帮助人在事业上取得成功。因为这些患者们总是考虑到别人没有想到的事情，也特别关心别人可能忽略的问题，总是要求尽善尽美，最终的结果是使他们在特定的方面出人头地。"怀特塞德说，从这个理论分析，也就解释了为什么事业成功的名人中，出现比较多的此病患者。在那些单调重复的动作中，他感到安全，他并不想这样做，但他身不由己。

都市白领中的强迫症患者不在少数，但能意识到自己有强迫症的很少。随着心理知识的普及，很多人开始明白这是心理疾病，继而引发恐慌，和对自己的质疑："我怎么会得这种病？我怎么会是个心理患者？"他们会下意识地隐藏这一点，生怕被人发现，而竭力纠正的结果是适得其反，让强迫症状更加严重，于是更加恐慌、悲观。

强迫症是不是真的很可怕？强迫症是可以治愈的吗？强迫症是把我

们引向成功还是毁灭？这样的疑问一直都存在。其实，现实中强迫症经常被误当成一种美德，比如能严格遵守规范，约束自己，比如对工作一丝不苟，认真负责，有些人甚至认为自己的强迫行为是个性的表现和自我象征。

但是，凡事有利弊两面，强迫症发展严重的话可能会成为妄想狂或者精神分裂症。

很多事业成功者是强迫症患者，他们对于成功的狂热追求本身就是一种强迫症的表现，甚至有这样的励志书"只有偏执狂才能成功"，这样的话有一定的道理。IT行业中，有很多患有强迫症的狂人，他们不放过产品的每个细节，力求在激烈的竞争中创新突破，保持自己的领先优势。这是件好事。这样的精神也为世界创造出了很多优秀的产品，让用户们有更好的使用感受，同样给他们带来丰厚的经济回报。

只是，风光背后，有无数颗焦虑的心在躁动，强迫症是火箭的推动燃料，一方面有强大的推动力，另一方面燃烧产生的高温和压力让患者不堪重负。

这是一种男多于女的心理疾病，男性承担的社会责任，使得他们会加强对自我的要求，而这些自我要求，在不断强化中会失去控制。

强迫症是一种可以治疗的疾病吗？

强迫症是一种病因比较复杂的心理障碍，多年来许多研究发现强迫症与遗传学、神经生化学以及心理学等多种因素均相关。近年来，随着研究的进展以及临床医生的实际经验，发现强迫症是一种可以治疗的疾病，具体治疗方法在后面的章节将会逐一介绍。

强迫症状可以自愈吗？

根据以往国际上的研究及文献报道，强迫症状自动缓解或痊愈的可能性比较小。据不完全统计，在未经治疗的情况下，11%~14%的强迫症患者的症状会完全缓解并维持一段时间，而33%的患者病情存在波动起伏，大多数患者的症状逐渐发展严重，这一数量达到54%~61%之多。

强迫症能否根治？

首先需要指出的是，强迫症的根治并不是指所有的临床症状完全消失，如果患者一定要追求所有症状彻底消失，那么可能这也是内心完美主义在作祟。虽然经过治疗后可能仍然会有一部分症状残留，但只要这些症状不再使我们像原先那样痛苦，或者说我们可以带着这样的痛苦去生活，那么就达到了对强迫症的治疗目标。因为这个世界上并没有完美的、绝对的事物，正如断臂的维纳斯，残缺也是一种美。因此，我们要学会顺应自然，学会对自己的疾病采取接纳的态度，学会尊重不完美的自己。

强迫症容易复发吗？

强迫症的治疗在临床上有一定的难度，药物治疗部分有效，但有效率仅有30%~60%，且容易复发，综合治疗对强迫症有较好的疗效。但这并不表明强迫症没有治愈的希望，根据以往的调查结果来看，强迫症的预后还是比较理想的，不少患者通过短期治疗症状可以大部分消失，再继续随访治疗一段时间，症状好转的患者更多，一般70%左右的患者症状能基本缓解，病情常年迁延不愈的仅占极小的比例。强迫症患者预后的好坏有一些直接的影响因素，例如原先就存在强迫个性甚至是强迫型人格障碍的患者预后相对于病前无强迫个性的差，治疗依从性差的患者病情也易复发，此外，如果引起强迫症患者发病的心理或社会因素长期存在，也会直接影响患者病情的缓解。

强迫症的就诊与识别情况如何？

强迫症患者不愿求医，原因较多：病耻感，为强迫症状感到难堪而隐瞒；或认为这种行为和思维只是一般心理问题，不治疗也会自愈；不知如何求助等。调查还发现：只有34%的患者寻求医疗帮助，从症状出现到确诊大概平均要经历17年，50%的患者在就医行为前的20年就已经出现强迫症状。2020年8月1日，《心理健康导报》报道：强迫症患者讳疾忌医与精神健康知识贫乏及疾病自知力有关。国内针对普通人群特定精神障碍的知晓率调查发现，强迫症知晓率最低（22.5%）。国内一项对综合医院精神疾病的误诊资源浪费情况及影响因素调查的研究发现，强迫症就诊人数占总门诊人数的1.8%，误诊率为26.3%，人均误诊相关费用为252元，低于抑郁障碍、广泛性焦虑障碍、惊恐障碍、躯体形式障碍等疾病的指标。强迫症状，特别是强迫行为相对容易识别，可能是误诊率低于抑郁和焦虑障碍的原因。

病因篇

- ◆ 强迫症与遗传有关吗?
- ◆ 强迫症与5-羟色胺系统功能增高有关吗?
- ◆ 除了与5-羟色胺系统功能增高相关外，强迫症还与其他生化有关吗?
- ◆ 强迫症与脑病理学有关系吗?
- ◆ 强迫症与心理社会因素有关吗?
- ◆ ……

强迫症与遗传有关吗？

答案是肯定的。

强迫症是一个比较常见的疾病，通常起病于青少年和成年早期。根据家系调查和双生子的研究，强迫症的遗传因素可能存在。强迫症患者与双亲的同病率为5%~7%，远远高于普通人群。当然，这个数字并非完全意味着遗传的作用，因为它无法排除环境因素（同一家庭）的影响。

一项有操作标准的大样本研究表明，强迫症的一级亲属患强迫症的危险为3%~35%，强迫症亲戚终身罹患强迫症的风险度为9%，而正常人群为2%。

家系调查的结果表明：在强迫症患者的一级亲属中焦虑障碍的发病风险率显著高于对照组的一级亲属，但他们患强迫症的风险率并不高于对照组。如果把患者一级亲属中有强迫症状但达不到强迫症诊断标准的病例包括在内，则患者组的父母强迫症状的风险率（15.6%）显著高于对照组的父母（2.9%）。这种强迫特征在单卵双生子中的同病率高于双卵双生子的同病率。这些结果提示：强迫行为的某些素质是可以遗传的。另有一些报告表明：强迫症可与精神分裂症、抑郁症、惊恐障碍、恐惧症、进食障碍、孤独症和抽动-秽语综合征同时存在。

亦有家系研究发现，强迫症患者的亲属中，焦虑障碍、强迫型人格障碍等明显高于正常对照组。以上发现说明强迫症的发生与遗传可能有一定关系，尤其是强迫性格的关系比较密切。但一个人的性格形成，除了与遗传有关之外，还与生活和社会环境有密切关系。

有个别研究发现强迫症患者与双亲的同病率为5%~7%，远远超过普通人群。国外有人进行双生子的强迫状态一致率的研究，发现大约40%的单卵双生子和30%的双卵双生子一致出现某种强迫症状。《中国强迫症防治指南》（2016年8月版）指出：强迫症具有一定的家族遗传性，一级亲属中具有精神疾病的家族史者会增加强迫症的患病风险，强迫症患者一级亲属的精神疾病患病率为18%~30%，家族中精神分裂症、抑郁障碍及焦虑障碍的患病率高于没有家族史的对照组；父母、同胞、子女患有强迫症者均存在强迫症患病风险。此外，父母或祖父母存在强迫人格或焦虑障碍也增加子代强迫症的患病风险。

案例：A小姐是某大学三年级的计算机专业的高材生。刚入学时至大二，不但本专业成绩优秀，而且英语流利，人也长得漂亮。高挑的身材，白皙的皮肤，一对双眼皮，双眼炯炯有神。大家推举她担任学生会的文体干部。大二下学期，她内心有一种说不出的痛苦：因为除了学业较忙外，社交活动也比较多。但是她老觉得别人碰过的东西比较脏，特别是与别人握过手，尤其和男性握过手，总觉得特别脏，即使反复冲洗也不能消除污秽。近2~3个月，书也读不进，脑子里乱乱的，她自己也觉得比较痛苦，就诊时拿出自己写的厚厚的记录本滔滔不绝地向医生诉说……她诉说时不时被陪诊的妈妈打断，她妈妈也拿出一本厚厚的记事本补充她的病情……

分析：心理咨询和精神科门诊，经常遇到这种情况，强迫症患者本人及其父母均手持本本来找医生诉说病情，大家都不厌其详地抢着发言，唯恐漏了什么重要的细节。还互相插嘴打断对方的话。诊疗结束以后，常时时进出诊察室毫无顾忌地问这问那。人的印象他们好像都有些"神经质"。有一个住院的强迫症患者向医生说过一句很有趣的话，她说："要说性格的话，我的母亲远比我仔细得多，我是向她学来的。"

事实确实如此，强迫症患者的家属中（尤其是父母及同胞）具有同样"尽善尽美、仔细过了头"性格的情况是比较普遍的，那么是否与遗传有关呢？性格作为一个人的心理素质组成与遗传是有一定关系的。很多精神疾病患者其家属虽未患同样疾病，但细究其个性，常发现与常人有异，这是人们的普遍印象。有人研究发现强迫症患者的父母和同胞中，有21%~37%显示强迫型性格特征。

强迫症与5-羟色胺系统功能增高有关吗？

过去大多认为本病源于精神因素和人格缺陷；近30年来，遗传和生化研究，特别是广泛采用药物治疗效果显著，提示本病的发生有其生物学基础。绝大多数专家认为强迫症与5-羟色胺系统功能增高有关。

下列证据提示5-羟色胺（5-HT）系统功能增高与强迫症发病有关。

证据之一：氯米帕明、氟西汀、氟伏沙明、帕罗西汀、舍曲林等具有抑制5-羟色胺重摄取作用的药物，对强迫症有良好效果；而缺乏抑制5-羟色胺重摄取作用的其他三环类抗抑郁剂，如阿米替林、丙咪嗪、去甲咪嗪等，对强迫症的治疗效果不佳。

证据之二：强迫症状的减轻常伴有血小板5-HT含量和脑脊液5-羟吲哚醋酸（5-HIAA）含量下降。

证据之三：治疗前血小板5-羟色胺和脑脊液中5-HIAA基础水平较高的病例用氯米帕明治疗效果较佳。

证据之四：某些研究发现，口服5-羟色胺受体激动剂MCPP（M-氯苯哌嗪）能使患者的强迫症状恶化，而5-羟色胺受体拮抗剂能逆转氯米帕明的治疗作用。

除了与5-羟色胺系统功能增高相关外，强迫症还与其他生化有关吗？

还有报道称强迫症的治疗效果与患者脑脊液中5-羟色胺代谢产物是否降低有关。这些研究结果的不一致性及作用于强迫症患者5-羟色胺系统的各种药物的效果不一，提示强迫症是一种在病理生理方面具有异源性的一种障碍。多巴胺和胆碱能系统可能也参与了部分强迫症患者的发病。所以还有一些专家指出，目前关于5-羟色胺改变是强迫症患者的直接病因还是对强迫症间接起作用尚未定论。5-羟色胺神经递质的异常还不能解释全部临床现象，需要进一步研究。

强迫症与脑病理学有关系吗？

有人发现部分强迫症患者有脑损伤史，而且许多器质性疾病也易产生强迫症状，如脑炎、癫痫及颞叶损伤的患者。但从临床观察来看，大部分患者并无脑形态学变化的证据。一些临床证据提示强迫症的发病可能与选择性基底节功能失调有关。例如：与基底节功能障碍密切相关的多动秽语综合征，15%~18%的患者有强迫症状，远高于一般居民强迫症的患病率（2%）；头部外伤、风湿性舞蹈病、Economo脑炎后，与基底节受损同时可见到患者有强迫症状。

　　强迫症的脑部病变虽然没有明确肯定，但是，现代脑影像学研究已经发现一些异常，比如CT发现有的强迫症患者尾状核体积缩小，磁共振成像（MRI）检查发现初发患者丘脑体积异常，N-乙酰天冬氨酸水平降低，并与强迫症状严重程度相关；脑影像学检查还提示，强迫症患者可能存在涉及额叶和基底节的神经回路的异常。Rapoport等（1988）综合有关强迫症影像学研究的文献后指出：基底节存在一个对初始刺激认知和行为释放机制。感觉刺激从感觉器官到皮质，然后到纹状体，如果感觉刺激与纹状体中储存的信息内容相一致，那么就发生对感觉输入的正常反应；然而，如果感觉输入信息起源于前扣带皮质，这部分皮质能在没有适当感觉刺激的情况下引起行为反应，就发生强迫行为。这一假说受到了神经影像学及神经药理学研究者的支持。目前，通过单光子发射计算机断层摄影（SPECT）和正电子发射计算机断层摄影（PET）进行的局部脑血流的研究发现，强迫症患者脑部的额叶眶部、基底节、扣带前回、海马等部位有代谢亢进。这些部位在静息状态和症状激活时有代谢异常或血流异常，但有效的治疗可以逆转这些异常。另外，半数研究发现，强迫症患者的丘脑、尾状核和其他额叶有代谢异常。强迫症患者的脑电图（EEG）和脑地形图（BEAM）也有异常发现。

强迫症与心理社会因素有关吗？

　　相当部分的强迫症患者在首次发病时可以找到心理社会因素，以后的发作也常常与其认为的重要的心理社会因素相关。心理社会因素多为日常工作、学习、生活中的事件，比如，工作、学习的不顺利或受到挫折，人际关系的紧张，害怕出差错，长期的工作疲劳，过分注重工作成绩和荣誉，亲人或好朋友的突然离别、死亡等。这些心理社会因素与强迫症发作的关系常常取决于患者对这些因素的认知程度，因人而异，没有统一的标准。比如，有个强迫症患者经过治疗后几年没有发作，平时工作也比较繁忙，一天由于别人讲了自己昨天在家烧水时不小心造成开水将火熄灭，煤气味很重的事情。患者听后认为这件事很重要，应该小心，过后患者强迫症状又反复出现。

案例：有一个强迫症患者，某天骑自行车时，不慎撞伤了一个老人，从此以后他开始害怕骑自行车，更怕过桥，即使骑着自行车下桥之时，虽明知谨慎骑车并未再撞倒人，但他还控制不住要回头再三，时间一长，就形成了一种行为模式——明知不必要，但不察看不行。还有一个强迫症患者，系男性青年，有一次在与妻子性交过程中，正处高潮来临之时，他却出现了一阵咳嗽，使快感体验顿时中断，自觉对不起妻子，此后他每在性交中总是控制不住想到咳嗽，在这种心态下，他的性交屡屡失败，为此感到非常痛苦，又难以向人启齿，才不得不求诊于精神科医生。

分析：以上是显而易见的心理创伤例子。

精神分析学说认为强迫症是怎样形成的？

弗洛伊德精神分析学说、精神动力学理论认为，强迫型人格特性与强迫症症状之间存在一个连续谱，即当患者无法用更适当的防御机制解决其焦虑时，就转到使用婴儿期的防御机制，如隔离、不行动、反向形成、替代等。不过，强迫症的流行病学研究表明，强迫症与强迫型人格截然不同，即强迫症患者不必有强迫型人格特征（相对于表演型、分裂型人格障碍等）。强迫症和强迫型人格的一个基本区别是前者的症状是自我不协调性的，而后者是自我协调性的。

弗洛伊德学派把强迫症视为病理的强迫性格的进一步发展。由于防御机制不能处理好强迫性格形成的焦虑，于是产生强迫症状。强迫症状形成的心理机制包括：固执、退行、孤立、解除、反应形成以及对不容许的性和攻击冲动的置换。这种防御机制是无意识的，因此不为患者所觉察。其中比较著名的是精神分析学理论，精神分析学大师奥地利的弗洛伊德（S.Freud）在他所著的《精神分析引论》中曾举到这样一个例子，他认为强迫症状的出现是与人的潜意识有关的。

案例：有一个19岁的姑娘，很聪慧，是父母的独生女，她除了经常对母亲发怒外，每天睡前还有一整套特殊的上床仪式，否则就不能入睡。她宣称为了夜间的安静环境，要将房间的大钟停止不走，所有花盆和花瓶之类都慎重地放在写字台上，以免在夜间跌落破碎。她也知道这种惧怕是多余的，但必须这样做。还有她硬要把自己的卧房和父母的卧房之间的那扇门半开，又设种种障碍物在门口，床头的长枕必须不和木床架接触。

分析：根据弗洛伊德的精神分析理论，这些行为都与潜意识的性有关，因为钟表的摆动和"滴答"有周期性和规律性，象征女性生殖的周期性。钟表的"滴答"声可比作性欲高潮时阴蒂的兴奋。她害怕阴蒂的勃起，所以每夜要使钟表停走。花盆花瓶，和一切容纳器相同，是女性生殖器象征。在她看来，长枕像一个妇人，直挺挺的床背像一个男人。长枕和床背隔开意为男女隔开，亦即使父亲和母亲隔开，不能有性交发生。因此弗洛伊德认为她的仪式性强迫动作反映了她的"恋父情结"，这些仪式细节对于性欲有积极和消极的两种意义，一部分是性欲的表示，一部分是对于性欲的反抗。

行为主义学派认为强迫症是怎样形成的？

行为主义学派是以两阶段学习理论解释强迫症状发生和持续的机制。

在第一阶段，通过经典的条件反射，由某种特殊情境引起焦虑。为了减轻焦虑，患者产生了逃避或回避反应，表现为强迫性仪式动作。如果借助于仪式动作或回避反应可使焦虑减轻，则在第二阶段，通过操作性条件反射，使这类强迫行为得以重复出现，持续下去。若中性刺激如语言、文字、表象和思想与初始刺激伴随出现，则可进一步形成较高一级条件反射，使焦虑泛化。

强迫症与性格有什么关系？

强迫症与性格有较密切关系，甚至有人认为：在精神疾病中，没有一种疾病的发生与病前性格的关系像强迫症那样明显。E.Kringlen报告72%的患者病前即有强迫人格，我国报告为26%。各国的调查都发现强迫症患者的病前性格具有相当相似的特征，并称之为强迫型人格（或强迫性格），过去有称为精神衰弱（与神经衰弱非同义词）。

强迫型人格障碍以过分的谨小慎微、严格要求与完美主义，及内心的不安全感为特征。男性多于女性2倍，约70%强迫症患者发病前有强迫型人格障碍。这种人以十全十美的高标准要求自己，总是对自身的工作和生活难以满意，因而感到紧张、焦虑和苦恼。他们常常过分地自我克制，过分地自我关注和责任感过强，平时拘谨，小心翼翼，唯恐出现差错，思想得不到放松，具体表现为以下7个方面。

（1）对任何事物都要求过高、过严，按部就班，常拘泥细节，犹豫不决，往往避免做出决定，否则感到焦虑不安。当任务增加或职位提高时，一时不能适应新环境更易引发情绪紊乱。

（2）拘泥细节，甚至生活小节也要"程序化"，不遵照一定的规矩就感到不安或要重做。日常用品，如衣服、饰品、书籍、家具等都必须妥放在特有的位置上，一般多具有几何学的整齐性和对称性；被褥等都折叠得整整齐齐，安放位置固定不变。如果一旦发现有人移动或坐在其折叠整齐的床边，就会感到十分痛苦或怒不可遏。

（3）常有不安全感，处世办事唯恐疏忽和出差错，经常需要检查自己的行动是否正确，也不信任自己的记忆，往往穷思竭虑，对实施的计划反复检查、核对，唯恐疏忽或差错。需要做各种记录，见医生时，通常带着许多不同的便条，为了不放过任何一件"要事"，在便条中常赘述自己的体验和疑问。

（4）好洁成癖，过分讲究清洁卫生，其家人有时也觉得和患者共同生活深感劳累和疲惫。

（5）主观、固执，要求别人也按其方式办事，否则即感不快。对别人做事很不放心，即使担任领导职务，事无巨细都事必躬亲。

（6）过分节俭，甚至吝啬。

（7）过分沉溺于职责义务与道德规范，过分投入工作，常被人称为"工作狂"。业余爱好少，缺少社交往来，完成一件事情之后常缺乏愉快和满足的体验，经常感到处处有不周、不足之处，从而产生悔恨和内疚心情。

强迫症与药物有联系吗？

精神分裂症患者可伴有强迫症状，如果强迫症状出现在精神分裂症早期或疾病明显期，我们一般不会怀疑强迫症状的出现与治疗药物有关，但如果强迫症状出现在精神分裂症缓解期，那么抗精神病药就可能成为"嫌疑分子"，这种现象在目前精神科临床中变得日益普遍。这里，人们也许有个疑问，是不是该患者的强迫症状原本是精神分裂症的一个组成症状，只不过在精神分裂症疾病明显期被压制而没有暴露出来，或者是被抗精神病药诱发了出来。这样推理有一定道理，目前尚无法明确或者排除。但是，根据近年来各地的研究发现，抗精神病药确会引起强迫症状，其根据是对这样的患者减少或撤掉抗精神病药物，强迫症状就会减轻或消失，如果再接着使用该抗精神病药物，强迫症状又会重新出现，经过这样的论证，抗精神病药物可以引起强迫症状就显而易见了。所以精神分裂症患者在恢复期出现强迫症状虽不能完全排除精神分裂症本身的原因，但抗精神病药的作用也应该说是存在的。药物引发的强迫症有一个显著特点：减少抗精神病药剂量或者停药后可使强迫症状逐渐减轻或消失，多在1个月之内。

哪些抗精神病药会引起强迫症状呢？老一代的或传统的抗精神病药虽也有报道在治疗过程中出现强迫症状，但并不常见。而近几年由于抗精神病药物的使用引起强迫症状的问题变得突出起来，尤其是氯氮平问世之后。氯氮平对精神分裂症治疗的显著效果已得到公认，但氯氮平服用者中出现强迫症状也最多见，其机制尚不清楚，有人认为氯氮平引起强迫症状与其对脑内5-羟色胺受体的阻断有关。氯氮平引起强迫症状与服用时期和剂量有关，一般出现在较长时期服用及使用剂量较高者，通过减少剂量会使强迫症状好转。除了氯氮平外，新一代的抗精神病药，如奥氮平（再普乐）、利培酮（维思通）等也可引起患者的强迫症状。笔者和专家曾会诊过一例精神分裂症患者，奥氮平的每日剂量为25mg，患者除了精神分裂症症状之外，还伴有明显强迫症状，当减少奥氮平剂量，强迫症状就很快减轻许多，这可能是与奥氮平的化学结构同氯氮平相近有关。

症状篇

- ◆ 强迫症有哪些症状?
- ◆ 强迫型人格障碍有哪些特征?
- ◆ 什么是强迫性怀疑?
- ◆ 什么是强迫性回忆?
- ◆ 强迫性表象还有哪些具体表现?
- ◆ ……

强迫症有哪些症状?

强迫症的症状表现得林林总总，但百变不离其宗。根据《中国精神障碍分类与诊断标准》（第三版）（CCMD-3），将其归纳为两大类：

（1）以强迫思想为主，包括强迫观念、回忆或表象，强迫性对立观念、穷思竭虑、害怕丧失自控能力等。

（2）以强迫行为（动作）为主，包括反复检查、洗涤、核对或询问等。

另外还有上述的混合形式。

患者称强迫症状起源于自己内心，不是被别人或外界影响强加的；强迫症状反复出现，患者认为没有意义，并感到不快，甚至痛苦，因此试图抵抗，但不能奏效。

由于以上症状影响或严重影响患者的生活、工作等，以致其社会功能受损。

以上症状至少已持续3个月。

以上症状不是其他精神障碍的继发性强迫症状，如精神分裂症、抑郁症或恐惧症等；也不是脑器质性疾病特别是基底节病变的继发性强迫症状。

为了便于读者进一步了解症状，以便对号入座，近年来许多学术专著、科普作品又将强迫思想分为强迫观念、强迫情绪和强迫意向。这样强迫症的症状就可分为以下4类。

（1）强迫观念（强迫怀疑、强迫回忆和强迫性穷思竭虑等）。

（2）强迫情绪。

（3）强迫意向。

（4）强迫行为。

上述四大强迫症状往往使患者终日纠缠于一些毫无现实意义的观念和行为，妨碍其正常的工作和生活，使其感到苦恼。

强迫型人格障碍有哪些特征？

强迫型人格障碍的临床特征为：①事无巨细都过分谨慎，办事疑虑，不果断；②对细节、规则、条目、秩序、组织或表格过分关注；③凡事要求完美无缺，以至影响完成工作；④过分看重工作成效而不顾乐趣和人际关系，谨小慎微，道德感过强；⑤过分迂腐，拘泥于社会风俗；⑥刻板、固执；⑦不合情理地坚持让他人必须严格按自己的方式行事；⑧有强加的、令人讨厌的思想或冲动闯入。

患者做事有条不紊、诚恳可靠，但显得僵化死板，以致难以适应环境变化。他们往往以要求过于严格与完美无缺、求全责备为主要特征。由于他们小心谨慎、再三权衡问题的各个方面，以至于难于决断。他们很负责任，做事循规蹈矩，按部就班，有条不紊，从不越雷池一步，但因为憎恨差错、追求完美，会过分沉湎细节，忘记本来目的或者难以完成任务。结果，责任心使他们焦虑万分，很少从成就中享受到满足感。同时，此类患者常主观、固执，显得专制，要求别人也要按照他的方式行事，且往往对他人做事不放心，并有对计划实施反复核对、检查等行为。

大多数强迫性表现具有适应性，只要症状不是特别明显，患者常能取得一定成绩，特别是在需要秩序、完美、锲而不舍的科学领域。但对于自己不能主宰、必须依靠他人的处境或者难以预料的情感和人际关系境况，强迫型人格障碍患者常会感到不适。由于做事过于刻板、迂腐，这类人虽然可以得到一个稳定的婚姻并在工作上取得成就，但缺少知心朋友。

什么是强迫性怀疑？

强迫性怀疑患者对自己言行的正确性反复产生怀疑，明知毫无必要，但又不能摆脱。例如，出门时怀疑门窗是否关好了；虽然检查了一遍、二遍、三遍……还是不放心。又如寄信时怀疑信中是否签上了自己的名字，信封是否写错了地址，是否贴了邮票等。怀疑的同时，常伴有焦虑不安，因而促使患者对自己的行为反复检查。

什么是强迫性回忆？

强迫性回忆见于患者在做某个需全力以赴完成的任务时，莫名其妙出现对于往事、经历的反复回忆。虽然明知无任何实际意义，但却反复出现而且分散注意力。如果这种回忆在头脑里反复出现生动的视觉体验（表象），称为强迫性表象。如对过去不幸的经历不由自主地反复回忆，对看过的电影、电视中的某个片断反复回忆，不能停止，以至苦恼万分；又如一位已婚的年轻女教师，在学校里人品非常好，但是她却说：她的头脑中常回忆起男性的生殖器。

强迫性表象还有哪些具体表现？

所谓强迫性表象是指以前感知过的事物在头脑中再现的形象，是介于感知活动与思维之间的心理活动。表象的出现和消失是有意识性的，它的轮廓比较模糊、暗淡、粗糙。例如有的强迫症患者反映他们看书后脑子里会出现书籍中的内容，听完唱歌或看完电视后，脑子里一直留着歌声与电视画面，无法摆脱，因此他们的脑子整日被这些东西纠缠着，无法进行正常的思考，越想控制情况越糟。如一位高三学生看完了影片《集结号》后，脑子里总是想起连长的那句话："我怎么没听见'集结号'吹响，你们怎么都听见了……"眼前总是浮现我军战士用手榴弹轰击敌军的宏伟场面。

强迫性表象容易与幻觉（主要是假性幻觉，为显现在患者体内的幻听或幻视等）混淆。幻觉的发现对于精神病的诊断具有重要意义，因此鉴别两者十分关键。有一个患者经常独自来院门诊，他每次总反映"我脑里常响起歌声"，乍一听，很像是假性幻听。但仔细一问，他进一步说明脑子里的歌声模模糊糊，而且当做其他事或注意别的事情时，歌声就不出现；当想到唱歌时，歌声就随之而现。在强行克制中，这种现象却愈演愈烈，直到他去注意其他事情时，才迅速消失。根据他以上描述，可以明确这属于强迫表象，而非假性幻觉。该患者后来经过心理指导，并辅以抗强迫药物治疗，症状已经消失。

什么是强迫性穷思竭虑？

强迫性穷思竭虑就是患者对日常生活中的一些事情或自然现象，寻根究底，反复思索，明知缺乏现实意义，没有必要，但又不能自我控制。例如，反复思索：太阳为什么从东方升起？为什么1加1等于2，而不等于3？花儿为什么这样红，而不是其他颜色？为什么头上不生两个角？又如一个学生苦苦思索了8年：鼻子为什么长在嘴巴的上面而不是嘴巴的下面？有时达到欲罢不能，以至食不甘味，卧不安眠，无法解脱。有的患者表现为与自己的头脑进行无休止的争辩，分不清孰是孰非。

世界卫生组织主编的《ICD－10精神与行为障碍分类》指出，强迫性穷思竭虑与抑郁的关系尤为密切，仅当不存在抑郁障碍时出现或继续存在穷思竭虑，才倾向于作强迫障碍的诊断。

什么是强迫情绪？

强迫情绪表现为对某些事物不必要的担心或厌恶，明知不必要或不合理，自己却无法摆脱。患者总是担心自己会伤害别人，担心自己会说错话，担心自己会出现不理智的行为，担心自己受到毒物的污染或细菌的侵袭等。例如一个男孩与女孩说话时要把双手放在背后，用一只手紧紧握住另一只手，说是怕自己做出不文明的举动来；某患者坐公共汽车时总是把双手举过头顶，防止万一车上有人丢失钱包会怀疑自己；某同学室友寝室里丢了一块香皂，其担心失主怀疑自己，又不好主动向失主说明，一直耿耿于怀，十多年后还写信给那位失主询问香皂是否找到，声明此事与己无关，并可找若干旁证。自知此事十分荒唐，却非如此不能释怀。

若看到棺材、出丧、某个人，立即产生强烈的厌恶感或恐惧，明知不合理，却无法克制，于是极力回避，称强迫性恐怖。

什么是强迫意向？

患者反复体验到，想要做某种违背自己意愿的动作或行为的强烈内心冲动，称为强迫意向如某工人见到电插座就想去触电，站在阳台上就想往下跳，抱着自己的婴孩就想往地上摔。患者明知这样做是荒谬的，不可能的，努力控制自己不去做，但却无法摆脱这种内心冲动。尽管当时这种内心冲动十分强烈，但却从不会付诸行动。

什么是强迫行为？

强迫行为是指反复出现的、刻板的仪式动作；患者明知不合理，但又不得不做。往往是作为减轻强迫观念引起的焦虑不安而采取的顺应行为，以强迫检查和强迫性洗涤最常见；还可见强迫询问、强迫性仪式动作和强迫性迟缓等。强迫行为常继发于强迫怀疑。

强迫性检查到底要检查什么？

强迫检查与强迫性怀疑有关，是患者为减轻强迫性怀疑引起的焦虑，采取的措施。如出门时反复检查门窗是否关好、煤气是否关好、自来水龙头是否关了。寄信时反复检查信中的内容，看是否写错了字等等。这些习惯如果适当，使人养成负责的良好习惯，但凡事都要有度，过分仔细就成为病态，成了痛苦。与强迫性洗涤比较，强迫性检查的患者的痛苦程度相对轻微些，因为有时反复检查是有必要的，而且后者的行为比起前者来相对容易些。有的患者之所以出现强迫性检查，与他们的经历有一定关系。如听说因煤气开关未关不但会引起一氧化碳中毒事件，而且如果煤气泄漏碰到明火会引发爆炸；或者听说因房门未关好，引起家中贵重物品失窃；或者听说某家因上班匆匆忘了关自来水龙头，自家、邻居甚至楼下住房都水漫金山。有少数患者表现在反复核对账单、钱钞等，或反复检查自己的信件。例如有一患者同时给两个人寄了钱款：给妈妈寄了1000元，给网上书店寄了300元。虽已经反复核对地址、金额，认为没有问题方才寄出，到了晚上想想又不放心，"也许把两封信的地址、金额搞错了"，整夜没睡好觉，次日早早起床，又赶到邮局再次核对……

强迫性洗涤为哪般？

强迫性洗涤和强迫性检查都是强迫行为中最常见的动作。患者为了消除对受到脏物、毒物、细菌和病毒等污染的担心，常反复洗手、洗澡或洗衣服。有的患者起病有一定心理创伤因素，如遇到有人患感染性疾病等，之后就产生怕细菌、病毒感染的强迫想法，为了消除不洁或病菌感染，因此不断地洗手、洗衣服、洗用具等。这些患者一接触周围的事物或人，就要反复不停地洗手，洗了一遍还觉得没有干净，再洗了仍不放心，肥皂擦了又擦，自来水哗哗地冲个没完没了，一次洗手常花费30~40分钟，一天要洗很多次。严重者为了避免手碰到周围的物与人，不得不把洗完的湿淋淋的双手高高地举起。遇到这样的患者，与其握手、拍肩是最忌讳的。

患者怕脏物会沾染衣服、身体及物品，因此就出现反复洗衣服，长时间洗浴。家属常反映他们一进浴室就洗个没完没了，肥皂一遍又一遍地擦；洗一件衣服要用许多水。这些患者回家的第一桩事就是把内外衣服都换下，尽量清洗，甚至要求家人回到家也必须这样做，所以常常使家属痛苦不堪，因为不这样做一定会引起患者的一阵烦恼。由于患者双手经常在水中浸泡及接触肥皂，常会引起双手皮肤粗糙、表皮剥脱，甚至出现感染。

有强迫性洗涤行为的患者，虽然在洗涤的某一方面表现得特别认真，但其他的生活内容并不是处处都讲究卫生，例如双手必须反复洗涤，但饮食卫生等却常不注意。

强迫性洗涤的患者自知这样做并无必要，也了解卫生常识，但如果不反反复复地洗就感到焦虑。患者在工作单位或在集体生活中，会极力避开用厕或洗漱高峰期，待有空隙时才会进行舒舒服服的洗涤。

为什么会强迫询问？

强迫症患者常常不相信自己。为了消除疑虑或穷思竭虑给患者带来的焦虑，常反复要求他人不厌其详地给予解释或保证。有的患者可表现为在自己头脑里自问自答，反复进行，以增强自信。

什么是强迫性仪式动作？

这是一些重复出现的动作，他人看来是不合理的或荒谬可笑的，但却可减轻或防止强迫观念引起的紧张不安。患者做某件事时必须按照一定的顺序，这种顺序不能打乱，否则得从头开始。这种仪式动作有时具有象征吉凶祸福的意义，有时则是为了抵制强迫思维而逐渐被固定下来的程式。例如，一患者就座前，必先用手指触一下座位，才能坐下；这一动作对消除强迫观念或许具有象征意义。又如，一患者出门时，必先向前走两步，再向后退一步，然后才走出门；否则便会感到强烈的紧张不安。

有的患者外出时强求自己不能把脚踏在石板缝上，否则表示倒霉；如果不小心踩到了石缝，只能重新起步，这种行为少年儿童比成人多见。有的患者早上起床后就要开始一系列复杂而有条不紊的活动，把衣服穿得齐齐整整，不能有皱褶，有带子的要结扎得长短对称，然后被子、床单、枕巾都要严格按自己的要求整理。由于反复整理，每天要花上好长时间，因此患者得早早起床，如果发现不满意，便宣告一切作废，脱去衣服铺好被子钻到被子里躺下，再重新开始进行一系列的起床活动，这样推倒重来，上班就经常容易迟到。有的患者主要限于上厕所的一套程序，便事结束就开始里里外外衣裤的穿着，要做到绝对舒适，绝对满意时才罢休。稍不如意就必须重新开始，因此每天上厕常需花上半个小时之久，甚至更长。

强迫性计数多与强迫性联想有关，也属仪式动作。患者看到具体对象时，控制不住要去计数，如计数电杆、台阶、窗格、路面砖等。这种计数本身并无现实意义，患者完成计数，只是为了解除某种担心或避免焦虑的出现。有的患者只在自己头脑里计数，或重复某些语句，以解除焦虑，是一种精神性强迫行为。这种症状并不少见，往往被忽视。例如有一名患者控制不住要数楼梯的级数，每次上楼时要一级级计数，一发现可能有错，就要从一楼开始重新数起，直到认为满意为止，造成他上一次楼，就要上下反复多次，结果使他无法上楼。又如走到路上看到电杆要一根根地数过去，坐在车上也是如此，生怕漏数，因此心里惶惶不安。有时为了不使自己难过，对计数不放心时，只得强迫自己重走一遭。

强迫症的伴随症状有哪些？

强迫症患者常伴有焦虑、紧张及抑郁情绪，这情绪通常是继发性的。紧张和焦虑常与下列情况有关：由于强迫与反强迫驱力的剧烈冲突结果，或者是出于对强迫症状的反应。例如怕强迫症状带来的后果，害怕不能自控时造成的危害。紧张和焦虑的程度经常出现变动，例如强迫检查的患者，如欲强行克制检查或受到外界阻挠时，焦虑、紧张就会加重；如果顺其自然则焦虑、紧张就减轻。当出现强迫思维时，如采取一定行为以转移，焦虑可暂时减轻，久之此种行为的对抗效应下降时，焦虑又会加重，直到采取新的对抗行为时，焦虑又可适当减轻。

患者如果对强迫症缺乏认识，以为是顽症难愈，或者经过长期治疗，效果不明显时，会产生抑郁症状，甚至拒医、拒药、拒食，严重时会出现自杀行为，这种情况虽然不常见，但需要提高警惕，防患于未然。

诊断与鉴别诊断篇

- ◆ 强迫症有哪些诊断标准?
- ◆ 我国目前采用CCMD–3诊断标准的具体内容是什么?
- ◆ 强迫症患者的脑影像学检查有什么异常?
- ◆ 强迫症患者的内分泌有什么改变?
- ◆ 怎样自测是否有强迫症状?
- ◆ ……

强迫症有哪些诊断标准？

强迫症的诊断应根据病史、临床症状、病程及躯体、神经系统和相关实验检查，应排除由于其他精神疾病而引发的强迫症状，或药物及其他物质所致的强迫性障碍和躯体疾病引起的继发性强迫。

强迫症的诊断应该从以下几个方面来考虑。

（1）症状学标准：即在列出的症状中，要符合几项症状。

（2）严重程度标准：疾病达到何种严重程度。

（3）病程标准：即疾病所要持续的时间。

（4）排除标准：即要对一些相关的疾病进行鉴别，只有排除了这些疾病，才能作出强迫症的诊断。

目前国际通用的诊断标准有 ICD-10 和 DSM-Ⅳ。我国曾于 1984 年制定了焦虑性精神障碍临床工作诊断标准，于 1994 年修订了中国精神疾病分类与诊断标准，进一步向国际疾病分类法靠拢，其分类方法、描述、诊断标准都尽量与 ICD-10 保持一致，同时参考了 DSM-Ⅳ 的优点。1995~2000 年期间，在以往工作的基础上，由我国卫生部科学研究基金资助，通过 41 家精神卫生机构负责对 24 种精神障碍的分类与诊断标准完成了前瞻性随访测试，编写了《中国精神障碍分类与诊断标准的第 3 版（CCMD-3）》和《CCMD-3 相关精神障碍的治疗和护理》。

《CCMD-3》的编写过程是先由各执笔单位完成初稿，然后逐条核对《CCMD-2-R》，随后描述部分参考世界卫生组织（WHO）的《ICD-10 临床描述与诊断要点》，诊断标准参考《ICD-10 研究用标准》和美国《诊断与统计手册第 4 版（DSM-Ⅳ）》，同时结合现场测试结果做适当修改。《CCMD-3》的正文，经中华精神科学会常委会讨论通过，作为学会的分类和诊断标准发表，附录以及主要参考书《CCMD-3 相关精神障碍的治疗和护理》可供临床医务人员参考。

这里需要提醒的是，诊断标准虽规定了疾病的症状标准、严重程度标准、病程标准和排除标准，这主要是根据疾病症状学的横断面而做出的。

但是，强迫症的病程特点、缓解状况、阳性家族史等因素，在确保诊断的正确性上也有非常重要的参考价值。

我国目前采用CCMD-3诊断标准的具体内容是什么？

我国目前是用《中国精神障碍分类与诊断标准的第3版（CCMD-3）》的诊断标准。具体如下。

1.症状标准

（1）符合神经症的诊断标准，并以强迫症状为主，至少有下列1项：①以强迫思想为主，包括强迫观念、回忆或表象、强迫性对立观念、穷思竭虑、害怕丧失自控能力等；②以强迫行为（动作）为主，包括反复洗涤、核对、检查，或询问等；③上述的混合形式。

（2）患者称强迫症状起源于自己内心，不是被别人或外界影响强加的。

（3）强迫症状反复出现，患者认为没有意义，并感到不快，甚至痛苦，因此试力抵抗，但不能奏效。

2.严重标准

社会功能受损。

3.病程标准

符合症状标准至少已3个月。

4.排除标准

（1）排除其他精神障碍的继发性强迫症状，如精神分裂症、抑郁症，或恐惧症等。

（2）排除脑器质性疾病特别是基底节病变的继发性强迫症状。

强迫症患者的脑影像学检查有什么异常？

强迫症患者的脑部病变虽然没有明确肯定，但是，脑影像学研究已经发现一些异常，比如CT发现有的强迫症患者尾状核体积缩小，磁共振成像

（MRI）检查发现初发患者丘脑体积异常，N–乙酰天冬氨酸水平降低，并与强迫症状严重程度相关。目前，通过单光子发射计算机断层摄影（SPECT）和正电子发射计算机断层摄影（PET）进行的局部脑血流的研究发现，强迫症患者脑部的额叶眶部、基底节、扣带前回、海马等部位有代谢亢进。这些部位在静息状态和症状激活时有代谢异常或血流异常，但有效的治疗可以逆转这些异常。另外，半数研究发现，强迫症患者的丘脑、尾状核和其他额叶有代谢异常。强迫症患者的脑电图（EEG）和脑地形图（BEAM）也有异常发现。

强迫症患者的内分泌有什么改变？

有关强迫症患者的内分泌改变目前还没有定论。一些研究发现，强迫症患者的血清催乳素（PRL）增高，女性尤为明显。强迫症患者可有血皮质醇改变，但地塞米松抑制试验（DST）无脱抑制现象存在。

怎样自测是否有强迫症状？

由于工作压力大，生活节奏快，有越来越多的人怀疑自己是否患上了强迫症，多余的担心是不必要的，看看下面的行为，你有过吗？

（1）我常产生对病菌和疾病毫无必要的担心。

（2）我常反复洗手而且洗手的时间很长，超过正常所必需的时间。

（3）我有时不得不重复相同的内容、句子或数数好几次。

（4）我觉得自己穿衣、脱衣、清洗、走路时要遵循特殊的顺序。

（5）我常常对某些东西进行过多的没有必要的检查，如检查门窗、开关、煤气、钱物、文件、表格、信件等。

（6）我不得不反复做某些事情直到我认为自己已经做好了为止。

（7）我对自己做的大多数事情都要产生怀疑。

（8）常常有一些不愉快的、违背我意愿的想法进入我的头脑，使我不能摆脱。

（9）我常常设想自己粗心大意或细小的差错会引起灾难性的后果。

（10）我时常无原因地担心自己患了某种疾病。

（11）我时常无原因地计数。

（12）我常常担忧自己在某些场合会失去控制而做出尴尬的事。

（13）我经常迟到，因为我没有必要地花了很多时间重复做某些事情。

（14）当我看到刀、匕首和其他尖锐物品时我会感到心烦意乱。

（15）我为要完全记住一些不重要的事情而困扰。

（16）有时我有毫无理由地想要破坏某些物品，或伤害他人的冲动念头。

当上面一条或一条以上的症状持续存在，并且影响了你的正常生活时，说明你有强迫症状，有必要找医生咨询。

强迫症如何与其他疾病鉴别诊断？

首先应搞清强迫症同人的正常状态的界限及其与强迫型人格结构的关系，特别要注意将妄想与强迫从根本上区别开来，妄想的内容往往比较荒谬，这些内容也往往被患者承认和接受，并且不感到十分的苦恼。另外应将强迫性思维与强制性思维相鉴别，后者往往有思维内容来自异己的感受。强迫症还应与以下疾病相鉴别。

精神分裂症与强迫症如何鉴别？

精神分裂症患者可出现强迫症状，但患者往往没有强烈的内心冲突，往往不为强迫症状而感到苦恼，也无要求治疗的迫切愿望，且症状内容多荒谬离奇，患者对症状无自知力。最主要的特点是精神分裂症患者除了强迫症状外，还有精神病性症状，如幻觉、妄想、思维散漫、怪异行为等。

慢性强迫症患者，病情加剧时可出现短暂的精神病性症状，但很快就会恢复，这不能认为已发展成精神分裂症。

少数强迫症患者的症状内容可能具有怪异性质，临床上容易造成误诊。然而，不管患者的强迫观念内容多么怪异，或强迫行为多么奇特，强迫症患者仍然能保持现实检验能力。

少数病例精神分裂症症状与强迫症症状同时存在，此时应下两种诊断。

抑郁症与强迫症如何鉴别？

强迫症患者常常因为强迫症状的难以控制而影响其日常工作、生活和学习，患者常伴有焦虑、抑郁情绪。并且，这些情绪问题常常与强迫症状的严重程度和病程的长短、迁延反复、治疗效果密切相关。强迫症患者的抑郁症状则会随着强迫症状的加重而加重，或随着强迫症状的缓解而减轻或消失。

相反，抑郁症患者在抑郁发作期间也会出现强迫症状，但抑郁症的主要症状是兴趣减退、情绪低落为主，强迫思维或强迫行为为辅，这必须与强迫症进行鉴别。通常，抑郁症患者的强迫症状是抑郁发作的一个症状，强迫症状不是抑郁发作的重点，鉴别要点是抑郁症状为原发性的症状，且抑郁症状出现在先。强迫症患者出现抑郁症状通常在强迫症状之后，常常在强迫症状不能控制、病情迁延不愈后发生。如两种症状独立存在时应下两种诊断。

强迫症与恐惧症如何鉴别？

强迫症患者由于强迫观念或强迫动作（行为）的关系，会出现回避行为和恐怖症状。比如，强迫症患者因为害怕出现强迫性冲动意向或对立性思维而回避某些对象、某些人物、社交场合，此时应该与恐惧症鉴别。

区别要点是：

（1）目的不一样：强迫症回避的目的是避免强迫动作和行为的出现，从而避免焦虑、恐惧；而恐惧症回避的目的是避免面对恐惧的对象、客体、场景而出现的焦虑、恐惧。两者都有回避行为，但目的不一样，恐惧、焦虑的原因也不一样。

（2）对象不一样：恐惧症患者的恐怖对象来源于客观现实，常有回避行为，而有洁癖的强迫症患者也有回避行为，但这些强迫观念和行为常起源于患者的主观体验，其回避行为与其强迫观念有关。

强迫症与药源性强迫如何鉴别？

药源性强迫常是由一些药物引发强迫症状，例如用氯氮平治疗精神分裂症的过程中会引起强迫观念或行为。一般发生在治疗过程中，患者并不感到十分苦恼，停药后强迫症状往往会消失，诊断不难。

强迫症与脑器质性疾病引发的强迫如何鉴别？

脑器质性疾病、中枢神经系统器质性病变，特别是基底节的病变，可出现强迫症状。此时根据病史和体征及辅助检查，可做出鉴别。这种脑器质性病变伴发的强迫症状应称为强迫综合征。

强迫症与焦虑症如何鉴别？

强迫症和焦虑症在临床表现上都有焦虑症状，都可以出现紧张、不安。但是，强迫症和焦虑症是两种疾病。强迫症的焦虑是针对强迫观念或强迫动作而出现的症状，而焦虑症的焦虑是指针对担忧而出现的症状，但这种担忧常常缺乏客观具体的对象。强迫症的紧张和焦虑程度经常出现变动，比如患者的洗涤欲如强加以克制或受到外界的干扰，焦虑便会加重。反之，如若任其自然洗涤，则患者的焦虑减轻。而焦虑症的焦虑为无故焦虑，患者紧张不安缺乏客观对象，或过度担忧，是一种期待性焦虑。

强迫症与孤独症如何鉴别？

刻板重复的动作和意识行为是孤独症的常见症状，易与强迫症状混淆，但孤独症患者严重的交往障碍和多数患者存在语言功能障碍和智力发育障碍却恰恰是强迫症患者所不具备的。为此，仔细询问病史和注意观察患者语言、行为特点，对二者进行鉴别诊断的问题不大，但与高功能的孤独障碍和不典型孤独症的鉴别还要从发育史、病程、社交能力、语言运用水平等全面资料和检查来进一步鉴别。

强迫症与抽动秽语综合征如何鉴别？

部分抽动秽语综合征的患者存在不自主的、重复刻板的动作和行为或者仪式动作和行为，有的还出现强迫计数、重复语言而酷似强迫症，但抽动症极少同时具有强迫观念，并且他们都有抽动秽语综合征的病史或同时存在抽动，鉴别一般不困难。

治疗常识篇

◆ 强迫症有哪些治疗方法？

◆ 心理治疗和药物治疗哪种方法好？

◆ 我不想做心理治疗，只用药物可以治好强迫症吗？

◆ 我不想吃药，只做心理治疗可以治好强迫症吗？

◆ 当强迫症发作时，有什么办法可以迅速让我的
强迫症停止？

◆ ……

强迫症有哪些治疗方法？

就强迫症的病因看来，遗传因素、生物学因素、强迫性格特征、社会–心理因素均在强迫症的发病中起着重要作用。针对强迫症的生物学因素可以采用药物治疗的方式，而鉴于强迫性格特征及社会–心理因素的影响，也可以采用心理治疗的方式来进行干预。这些心理治疗形式包括精神动力学治疗、认知治疗、行为治疗、认知行为治疗、支持性心理治疗、森田治疗等等。所有这些治疗既可以单独使用，也可以合并使用。具体采用哪种方式可以听取具有资质的专业医师的意见。

心理治疗和药物治疗哪种方法好？

药物治疗主要是通过调节大脑的病理生理机制来达到治疗的效果，而心理治疗是通过纠正患者错误的思维模式以及行为模式来帮助患者从根本上康复。因此，强迫症的治疗应该是以心理治疗为主，药物治疗为辅。但是对比较严重的强迫症，在治疗初期不可单独使用心理治疗，因为心理治疗一般需要患者花一定的时间去理解和实践才会有效果。所以短期内应用如果没有明显效果的话，会对患者的治疗信心产生影响。正确的治疗方法应该按其症状的严重程度来分类治疗：对症状比较轻的患者可以尝试直接采用心理治疗，暂时不使用药物；而对于症状严重、社会功能受损害的患者，应该是应用药物缓解患者痛苦症状的情况下，再应用心理治疗帮助患者更快、更好地恢复。

我不想做心理治疗，只用药物可以治好强迫症吗？

强迫症是神经症中的一个类型，是一种病因复杂的心理障碍，一种不好的心理习惯，一种自动思维。使用药物治疗可以缓解强迫症状，但它并不是从真正意义上将症状治愈，而是将症状暂时在一定程度上压制下去，隐藏在深处，一旦药物不适当地减量或者停用后症状很有可能再次爆发。

所以在药物治疗时，要同时给予心理治疗，进行行为和思维模式上的纠正，才能起到更好的治疗效果。

我不想吃药，只做心理治疗可以治好强迫症吗？

一般认为，心理治疗是治疗强迫症患者的必要途径。若强迫症状较轻时可以单纯给予心理治疗，并根据病情采取不同的心理治疗策略，在专业治疗师的引导下，强迫症状可以逐渐得到缓解。但是若强迫症状较为严重，或仅采取心理治疗疗效欠佳，或者伴有其他症状如夜眠差，存在焦虑情绪等情况时则需加用相关的药物辅助治疗，否则其他伴随症状将会影响到强迫症状的恢复程度。有些患者觉得强迫症状可以适当减轻他们的焦虑情绪，起初进行对抗强迫症状时尚且有效，但是反复多次后患者的焦虑情绪会重新出现，甚至出现新的强迫症状，如此将会恶性循环，所以适当使用一些药物可以有效帮助强迫症状的缓解和社会功能的尽早恢复。

当强迫症发作时，有什么办法可以迅速让我的强迫症停止？

当强迫动作或者强迫思维发作时，患者可以尝试采用放松训练来减轻当时的焦虑情绪。放松训练包括：渐进性肌肉松弛法，即通过系统地紧张和松弛躯体的每组主要肌群；腹式呼吸法，即以一种更放松的慢节律深呼吸方式缓解焦虑；注意集中训练，即让自己直接注意一个中性或者愉快的刺激，从而转移对产生焦虑刺激的注意力。另一方面，患者可以将注意力转移到另一个更重要或者更愉悦的事情上去，做自己喜欢的事情，从而中止正在进行的强迫动作和强迫思维。

有没有无创伤性的物理治疗方法来治疗强迫症？

有的，无创性物理治疗中的经颅磁治疗和生物反馈治疗可以用于治疗强迫症，现有的研究发现经颅磁治疗可以部分帮助患者缓解强迫症。应用经颅磁刺激仪刺激患者的左右两侧背侧前额叶、眶额叶或者辅助运动皮层区，可以减轻患者的Yale-Brown强迫症状量表（YBCOS）症状评分以及抑郁和焦虑情绪。然而，有些研究报道采用不同的磁刺激模式，经颅磁刺激治疗后患者的YBOCS评分无明显变化。因此，经颅磁刺激治疗强迫症仍需多中心大样本的随机双盲对照研究进一步确定治疗效果。

生物反馈治疗因为能够提高患者抗应激、抗焦虑情绪的能力，增强学习记忆能力，对以焦虑为主要表现的神经症有一定疗效，因此可以用于改善强迫症症状。并且强迫症患者在药物治疗的基础上加用生物反馈治疗后，可以明显改善患者的认知功能，有助于患者的社会功能的恢复。

生物反馈治疗对强迫症效果如何？

生物反馈治疗能够提高患者抗应激、抗焦虑情绪的能力，增强学习记忆能力，可用于各种神经症的治疗，尤其是对以焦虑为主要表现的神经症。其操作过程简单易行，治疗无副作用，当患者掌握其要领后，易于自我练习。一项研究发现利用生物反馈对强迫症患者进行放松训练，开始每日进行肌肉放松训练1次，每次30分钟，5次为1个疗程。然后让患者进行每周5次的生物反馈治疗，每次20分钟，同时要求患者每天在家进行放松训练1次，每次15~30分钟，每周为1个疗程。患者做完3个疗程后，其YBOCS评分以及汉密尔顿焦虑量表（HAMA）评分较治疗前有明显降低。另有研究发现，强迫症患者在药物治疗的基础上加用生物反馈治疗后，可以明显改善患者的认知功能，对其社会功能的恢复提供帮助。

电休克治疗对强迫症有效吗？

世界生物精神病学会联合会在2003年有关强迫症的治疗指南提到，强迫症患者可试用电痉挛治疗，但仅限于同时伴有严重抑制和自杀意念的患者。而在一个只有8例强迫症患者参与的电休克治疗研究中，研究者发现强迫症患者在使用氯米帕明或舍曲林治疗的基础上联合无抽搐电休克后，其Yale-Brown强迫症状量表（YBCOS）中强迫症状总分及各因子分均较治疗前有显著下降，并随着治疗的延续持续性下降，治疗12周末有效率达60.0%，且未发现不良反应。另有研究将单用药物治疗方案与药物合并无抽搐电休克治疗方案的疗效作比较，结果发现联合电休克治疗的患者组在治疗第1周末、第2周末及第4周末，其强迫症状和焦虑症状缓解更明显，并且没有发现严重的不良反应。因此，现有的少量研究结果显示，在药物治疗的基础上联合无抽搐电痉挛治疗强迫症有一定疗效，但仍需要更多大样本量的研究支持该技术的应用。

经颅磁刺激对强迫症有效吗？

Greenberg、Sachdev、Alonso、Sachde、Sarkhel等人对强迫症患者的双侧前额叶进行治疗研究，由于采用的磁刺激模式不尽相同，其治疗结果疗效也并不一致：有的研究报道经磁刺激对患者的Yale-Brown强迫症状量表（YBCOS）评分有明显改善，且左右侧前额叶刺激无显著性差异；也有一些研究报道患者的YBCOS评分无显著差异；抑或是对患者的抑郁和焦虑症状有好转而对强迫症状无改善。

除了左右侧前额叶外，不少研究者探讨了刺激辅助运动区域（SMA）和眶额皮质（OFC）的效果。2005年，Mantovani等应用经颅磁刺激治疗OCD患者的双侧辅助运动区皮质2周后，患者症状改善，疗效持续3个月。2010年，他们又应用fMRI定位SMA区，磁刺激治疗2例难治性强迫症，2周后患者焦虑抑郁症状明显改善，强迫症症状也有很大改善。其后在对21例难治性强迫症应用磁刺激SMA4周后，强迫症症状也有很大改善。Kang等对20例难治性强迫症的研究发现，刺激患者右侧背侧前额叶或刺激双侧SMA，两组患者强迫症状均明显改善，但无差异。最近，有两项大型对照研究报道针对辅助运动区域和眶额皮质的刺激对强迫症有很好的治疗效果。2011年，Jaafari等人对1966~2010年的英文文献中关于磁刺激治疗OCD的报道进行了荟萃分析研究。他们发现：经颅磁刺激治疗强迫症的临床试验存在很大的异质性，主要是样本量、研究设计、刺激模式、刺激脑区靶点等因素的影响。另外，在所有研究中，患者均未出现严重的认知和神经损伤等不良反应。最常见的不良反应为轻中度头痛，刺激局部头皮痛，也偶见面部神经轻度刺激及头晕。刺激背侧前额叶的不良反应发生率比刺激辅助运动区域和眶额皮质部位多见。总之，经颅磁刺激治疗强迫症临床疗效还不确定。刺激辅助运动区域和眶额皮质的经颅磁刺激可能对强迫症有效，难治性强迫症可以选择应用，但是尚需多中心大样本的随机双盲对照研究进一步确定治疗效果。

强迫症可以采用手术治疗吗？

不推荐首次治疗即使用神经外科的方法治疗强迫症。强迫症患者应该首先接受足量足疗程的药物治疗和心理治疗。应该考虑到所有可选择的药物，包括积极的CBT（包括ERP）、认知疗法、高强度门诊治疗和住院治疗。但是，如果患者因为实在无法耐受其他形式的治疗而要求神经外科治疗，可以采用的手术方法有尾状核下神经束毁损术、扣带回毁损术、内囊前肢毁损术。在这些手术方法中，行尾状核下神经束毁损术的有效率为50%，扣带回毁损术的有效率为56%，内囊前肢毁损术的有效率为67%。外科手术的术后不良反应包括周围局限性颅内血肿、毁损灶周围水肿，尿失禁，反复呃逆、情感淡漠、短暂记忆障碍等。以上症状多在2~3周内恢复。术后癫痫的发生率在10%左右（随访时间为10年）。另外，眶额叶的手术方法也可能会引起术后的人格改变。因此手术前后需应对患者的症状、生活质量、社会功能、人格功能进行测量和全面的神经心理测验。

在强迫症治疗中家属应如何配合？

因为强迫症患者常影响到家人和照料者，如果可能的话，其家人应尽可能地加强与医疗者的合作以帮助患者早日恢复。强迫症患者常为他们的处境感到羞愧或尴尬，可能很难和医疗工作者、朋友、家人及照料者讨论他们的症状。家属应该了解患者症状的非自愿性质，以适当的形式提供准确的信息，从心理学和（或）生物学视角来了解当前疾病。另外，在强迫症患者的治疗和护理过程中，家庭成员应积极向治疗医师了解有关患者疾病的重要信息，疾病发生可能的原因、过程以及治疗方案，以配合患者的治疗程序。家人也能帮助患者接受心理治疗，但其帮助有高、低级之分。最基本的帮助只要求家人理解强迫症是一种病，不责备和处罚患者；高级的帮助则要求家人帮助患者总结与医生会谈的要点，帮助患者参加行为治疗，可以同患者一起参加自我控制暴露治疗。

家属平时如何与强迫症患者相处？

强迫症的痛苦不仅限于本人，患者的强迫症状还会影响到家人的生活。有时家里的卫生间被患者长期占用，有时患者会整天反复地询问家属一些无谓的问题，直到家里人所有的耐心都被患者磨光了。所以与强迫症患者相处时，家属要充分理解患者由于疾病而产生的痛苦情绪，了解他们出现这些强迫症状并不是自身自愿的，不应对其强迫症状做出过多的指责，以免加重患者的焦虑情绪。在平时的相处过程中，家属还可以采用分散患者注意力的方式，例如让患者去做自己喜欢的事情，陪同他一起外出活动，帮助患者中止强迫症状。或者对其强迫行为采取消退的行为治疗法，不过多提醒患者强迫行为的出现，而是忽略患者的症状，减轻其焦虑情绪，促进症状缓解。当然，更重要的是需要家属为患者营造一个和谐、轻松的家庭氛围，让患者感受到家庭的温暖；鼓励患者，让其建立起治疗疾病的信心。同时，在治疗过程中，家属还要不断观察患者的病情变化，只要有点滴进步就要给予鼓励和肯定。

家属怎样才能帮助强迫症患者渡过难关？

家属是除了专业医生以外另一个帮助患者恢复健康的重要因素。从某种意义上来说，家属、患者本人就是疾病的最好治疗师。对于这类疾病，患者及家属最普遍的错误观念就是认为其得了"精神病"，有严重的病耻感，由此增加了对疾病的担心和恐惧。因此对家属来说，首先要了解强迫症，同患者一起对疾病建立起正确的认识。还有就是不要因为家中有强迫症患者就自责、自罪，明白患者患病可能的原因之一就是其过于追求完美的个性所导致的，所以对于家属来说，也要学会接受不完美。此外，家属在监督患者行为治疗作业完成和症状变化的时候不要过度关注，尽量做到自然，以免加重患者的焦虑情绪。

强迫症可以使用中医中药治疗吗？

不少患者及其家属都希望使用中医中药来治疗强迫症。他们认为服用精神科的西药会导致痴呆、神志不清、能力下降等结果。故希望用副作用相对较小的中药来解决问题。中医药学具有很深的文化背景，对很多疾病也有很好的临床疗效。但实际上中药并不像想象中那样是没有副作用的，目前对中药的副作用问题上还有很多未知的东西。另外，目前为止，中医中药在治疗强迫症方面还没有很有效的被世界所公认的方法。通常推荐中医中药作为辅助治疗手段使用，但不推荐作为主要治疗方法。

心理治疗篇

◆ 强迫症产生的心理诱因及心理特点是什么?

◆ 对强迫症患者的心理治疗有什么特点?

◆ 强迫症采用心理治疗会有效吗?

◆ 强迫症心理治疗靠什么发挥疗效?

◆ 心理治疗强迫症一般要多久?

◆ ……

强迫症产生的心理诱因及心理特点是什么？

强迫症是一种病因比较复杂的心理障碍，许多研究者分别从神经生化、遗传学以及心理学等多种途径探讨这一现象的成因，但是到目前为止，还没有一个十分有说服力的解释。遗传因素、强迫性格特征及心理社会因素均在强迫症发病中起作用。

据心理动力学原理，强迫症是起源于性心理发育的肛门期，即在开始大小便训练的时期。亲子之间，一方要求对方顺从，另一方不愿受到约束，这种不平等的对立引起了儿童的内心冲突和焦虑不安，从而使得性心理发育停留于这一阶段，采用婴儿期的不成熟的心理防御机制，如隔离、不行动、反向形成、替代等心理防御机制，并且成为日后心理行为退化的基础。一旦个体遭遇外部压力，便会重现肛门期的冲突与人格特征。弗洛伊德认为强迫症是病理的强迫型人格的进一步发展，是由于防御机制不能处理其焦虑的情景，而产生了强迫症状。

根据学习理论认为强迫症的产生分2个阶段，最初是患者将焦虑和某一特定事件联系起来，诱发刺激联结事件——焦虑，经过观察和思维的激发，而获得了实际的焦虑。一旦获得之后，个体便发现可以借助于特定的仪式动作或想法来减少焦虑，每当发生焦虑的时候，采用强迫的方式，个体的焦虑便得到了缓解，这种结果强化了个人的强迫，并且因为这种看似有用的方法，成功地驱除了个体的获得性内驱力（焦虑），因而逐渐地稳定下来，成为习得性行为的一部分。

研究发现约有1/3~1/2的强迫症患者病前具有一定程度的强迫人格，其同胞、父母及子女也多有强迫性人格特点。其特征为拘谨、犹豫、节俭、谨慎、细心、过分注意细节、好思索、要求十全十美，但又过于刻板和缺乏灵活性等。其主要表现为：注重细节，做任何事都力求准确、完善，但即使如此也仍有"不完善""不安全"和"不确定"的感觉。他们或者表现为循规蹈矩，缺少决断，犹豫不决，依赖顺从；或者表现为固执倔强，墨守成规、宁折不弯的脾气。有人将强迫型人格分成两种类型：①多疑虑，缺乏决断力，遇事犹豫不决，类似轻微的强迫症。②固执、倔强、易激动、脾气坏，缺乏决断力。这两种类型都具注重细节、力求准确的共同点。第一种人做事缓慢，迟疑不决。后一种人固执求全。强迫人格的形成除与遗传有一定关系外，家庭教育与社会环境的影响也起重要作用。特别是具有强迫个性的父母对患者有着潜移默化的影响。对儿童的教育不当，如过分苛求，对生活制度的过于刻板化要求，会使他们形成遇事谨小慎微、优柔寡断、过分琐碎细致的习惯。如在生活上过分强求有规律的作息制度和卫生习惯，一切均要求井井有条，甚至书橱内的书、抽屉内物品、衣柜里的衣服都要求排列整齐有序，干干净净，并为此经常花费大量的时间。

社会心理因素也是强迫症重要的诱发因素，诸如由于工作、生活环境的变迁，责任加重，处境困难，担心意外，家庭不和或由于丧失亲人，受到突然的惊吓等等。有些正常人偶尔也有强迫观念但不会持续太久，但可在社会因素影响下被强化而持续存在，从而形成强迫症。凡能造成长期思想紧张、焦虑不安的社会心理因素或带来沉重精神打击的意外事故均是强迫症的诱发因素。当躯体健康不佳或长期身心疲劳时，均可促进具有强迫性格者出现强迫症。

对于强迫症的诱因，一般认为心理精神因素为主要发病原因。工作环境具有压力大、竞争激烈、淘汰率高的特点时候，追究完美主义人格的人很容易产生强迫心理，从而引发强迫症。此外，自幼胆小怕事、对自己缺乏信心、遇事谨慎的人在长期的紧张压抑中会焦虑恐惧，为缓解焦虑恐惧的情绪就会产生诸如反复洗涤、反复检查等强迫行为。

对强迫症患者的心理治疗有什么特点？

每一种心理假说都有其合理的一面，但人的心理极其复杂，强迫症作为一种心理障碍，其心理机制是十分复杂的。有的强迫症患者可能只有一种诱因，有的可能有两种或多种诱因；一些强迫症可能仅仅是由于心理因素引起，另一些可能是由于几种因素共同起作用。这就需要我们根据不同的亚型、不同的层面、多维度看待强迫症的症状特点。对于强迫症的诱因，一般认为心理精神因素为主要发病原因，那么心理治疗无疑是治疗强迫症的必要途径之一。

在心理治疗过程中，医生和患者须建立良好的医患关系，治疗师以倾听为主，患者通过讲述自己的心理问题，由治疗师帮助其分析问题的来龙去脉，达到患者自己解决问题的目的。心理治疗通过帮助求治者理解自己、分析自己情绪冲突的原因，解除求治者在心理或精神上的痛苦，帮助他们增加对环境的耐受性，减少焦虑心理，提高心理承受力，增加应付环境和适应环境的能力，重塑成熟的人格。

对强迫症的心理治疗方法，有着普通心理治疗的特点，但又有着针对强迫动作和强迫思维为不同特点的不同的心理治疗的策略。患者认为强迫动作既可以使焦虑减轻，对抗性强迫动作开始总是有效的，多少能减轻些焦虑，对抗效应下降时仍重复下去，焦虑又会上升，真可谓是"一波未平一波又起"。表面上焦虑的情绪缓解了，然而强迫的问题又出现了。有些多年患病的慢性患者整天纠缠在僵化的动作程序之中，可以没有明显的焦虑。所以在治疗过程中要根据患者的不同情况和致病因素逐步分析，这是一个循序渐进的治疗过程。首先，要看原发性强迫症状的性质和痛苦的程度，如果偶尔出现强迫动作而且周围人不觉得他影响正常生活，患者本身也并不是太痛苦，患者却企图消灭它，每当出现焦虑情绪或重复动作的时候，马上就如临大敌，四面楚歌地以对抗反应来自我控制，落入一个自我强迫与自我反强迫的尖锐冲突的"圈套"中，这时候可以建议患者以"不理""不怕""不对抗"的态度对待，该干什么就干什么，"顺其自然、为所当为"就好。当患者极力用意志控制自己的强迫性动作时，就像作用力和反作用力一样，在一开始的时候患者感觉自己能够控制强迫，会有一种如释重负的胜利的自豪感，但当自己变成了"惊弓之鸟"时，不免动作重复次数太多、欲罢不能的时候，其症状的表现是以另一种对抗的强迫动作来暂时地缓解焦虑，然而新的强迫动作的出现可能"雪上加霜"，焦虑便又急剧上升，有时还伴有身体不适、失眠、胃纳差等症状，遇到这样的情况心理治疗的过程可能就要久一些，并且在心理治疗的过程中可能还需要辅助一些药物治疗。

对于强迫障碍的患者在临床上采用各种有效的心理治疗，例如支持性心理治疗、精神动力学治疗、行为治疗、认知治疗、森田治疗、暗示治疗与生物反馈治疗等，都会对患者的强迫症状有所帮助。有些患者的心理问题经过简单的解释和保证就能好转，需要长期心理治疗的患者，具体的治疗方法可以根据患者的疾病特点、疾病的不同阶段以及医生的专业特长而定，有时可把家属视为"协同治疗者"，多方面挖掘资源，采用各种有效的方法来治疗强迫症。

强迫症采用心理治疗会有效吗？

有效。社会心理因素是强迫症可能的病因之一。首先心理治疗需要建立患者与治疗师之间的信任，治疗师可以在患者讲述自己的问题后，抓住患者产生心理冲突的直接原因，并将其变得明朗，通过专业的引导使患者减少焦虑的情绪，增加对目前环境的适应能力，提高心理承受能力，解除精神上的痛苦，让患者重新认识自己，重新审视自己，不再感到恐惧与害怕，减少生活中不必要的想法，从而能够再次树立信心，改变自己。

强迫症心理治疗靠什么发挥疗效？

强迫症是一种精神心理障碍，以社会心理因素为病因之一，并且可能存在许多诱发因素，如工作、生活、家庭和朋友等。其实很多人都存在不同程度上的强迫症状，只是有些并不严重，但是一部分人在众多因素的影响下将强迫症状逐渐强化，从而形成了强迫症，自己难以纠正。而心理治疗通过患者向治疗师诉说自己遇到的问题，疏泄情绪，治疗师从中得到问题的起因、影响因素等，找到患者的矛盾，分析患者出现强迫症状的核心所在，用适当的言语和行为改变患者对强迫症的认识，并调动和挖掘患者的内心深处的积极性，使其能够最终战胜疾病。

心理治疗强迫症一般要多久？

进行心理治疗强迫症时一般每周1~2次，每次45分钟左右，初次访谈时间可根据具体情况适当延长至1小时左右。心理治疗的全过程时间取决于患者精神心理障碍的程度、治疗目标和采用的治疗方法等多个方面，可以维持几周、几个月甚至几年。但在治疗过程中，不同的治疗阶段治疗的时间长短及频率可以适当调整。比如治疗初期可以延长每次访谈的时间，更多更快更全面地了解病史背景；治疗中期因主要集中于帮助患者寻找到矛盾核心，引导患者重新建立新的人格特征，所以患者在这一阶段中需要解决的问题可能会突现，焦虑情绪可能更加明显，寻求的帮助会更多，所以可以适当增加治疗频率；在治疗终末阶段，患者内心的问题多数已解决，会越来越独立，可以适当减少治疗频率帮助患者更加独立地面对社会和生活。

强迫症心理治疗的形式有哪些？

强迫症的心理治疗的形式很多，如精神动力学治疗、认知疗法、认识领悟疗法、行为治疗、认知行为疗法、支持性心理治疗、森田疗法等。以下将各个疗法逐一介绍。

什么是精神动力学治疗？

弗洛伊德认为强迫症的发生与性压抑有关，强迫心理产生的原因在于患者的理想生活中出现了不能容忍的东西，即在自我面对某一经历感受时，产生的思想或感觉引起了很大痛苦，以至当事人决定忘记这一切。精神分析推论强迫产生的原因主要是潜意识、前意识、意识三者之间发生了冲突、紊乱所造成的病理现象，是前意识在活动中出现了问题，无法调控潜意识中的东西，使之产生冲动和失控感，对意识进行干扰而产生的混乱现象；或是自我和超我的冲突造成的。经典的精神分析学派认为强迫症起源于精神创伤的观点却越来越受到重视。

一个精神健全的人，在自我精明地履行职责时，和谐协调居于主导地位。如果由于种种原因，自我未能充分发展，它对本我的欲求所采取的防卫措施软弱无力，以致超我所反对的欲望有可能成为破坏性冲动行为。而自我对本我、超我或外界作过度的退让和屈从，则人的失调状态就势不可免。精神分析学派认为强迫是退行的结果，指出自我在遇到矛盾冲突时退行到较早的应对水平，结果超我变得特别严肃和不友好，自我屈从于超我，通过反向形成表现为富有责任、遗憾和清洁等形式。

精神分析治疗作为一种治疗手段，就一定有它的适应对象。弗洛伊德最早用精神分析来治疗神经症，如癔症、强迫性神经症等疾病。很多精神分析治疗师认为症状只是表面上的东西，不同疾病的患者其深层次的问题或许有着某种相似性，都可以用早期的客体关系、童年的创伤经历、潜意识里的冲突及防御方式等理论来解释。目前临床上较流行的是短程精神动力性心理治疗，特点是找到患者的一个核心问题，聚焦于这个问题开展治疗，以达到缓解症状，有限地改变人格模式的目的。所以精神分析治疗师是依据患者的心理特征或者人格特征判断其是否适合做精神分析治疗。

经典的精神分析理论强调童年期的创伤经历，尤其是潜意识领域的内心冲突及性本能的作用对成年期异常行为或精神症状的影响，通过释梦、自由联想、内省、重建等技术使得患者抚平修通既往心灵上的"累累伤痕"，从而达到帮助来访者改变自我。后来发展起来的精神动力学理论则着重强调童年期患者与双亲情感关系上的分离、创伤、丧失等经历对成年期精神异常的重要影响，认为客体关系理论、心理防御机制理论在治疗上有相当重要的作用。

精神分析对强迫症的病因分析有其优势，通过释梦、自由联想让患者重新回忆起这些创伤经历，也会激发患者强烈的情绪体验。把曾经压抑在意识之外的情绪释放出来，鼓励患者自由诉说心中想到的任何观念，通过这种方式促使患者重新回忆起过去遭受精神创伤的情景，重新体验当时的情感，使被压抑在潜意识中的思想、情感、幻想得到"疏泄"，并对它进行分析从而获得痊愈。对于患者要冷静分析本人的人格特点和发病原因，包括童年有无产生强迫症的心理创伤。如能找出原因，应树立必胜信心，尽力克服心理上的诱因，以消除焦虑情绪。精神分析使患者对目前的强迫症状的意义和来源通过自我情绪体验得到解答、对潜意识的矛盾有所察觉和领悟，从而直面真正的问题，以达到缓解症状，改善应对方式，进一步完善人格的目标。

什么是认知疗法？

认知疗法的理论基础是贝克（A.Beck）提出的情绪障碍认知理论。他认为心理问题不一定都是由神秘的、不可抗拒的力量所产生的，相反，它可以从平常的事件中产生，例如错误的学习，依据片面的或不正确信息做出错误的推论，以及不能妥善地区分现实与理想之间的差别等等。他提出，每个人的情感和行为在很大程度上是由其自身认知外部世界，处世的方式或方法决定的，也就是说，一个人的想法决定了他的内心体验和反应。概括而言，这种认知模式提出歪曲的功能障碍的想法（它影响患者的情绪和行为）是各种心理紊乱常见的现象。认知疗法的主要技术特点便是苏格拉式逻辑疑问，即治疗师通过提一系列的问题，使得患者逐步认识到自己的认知错误，动摇原有的不恰当想法，接受可能的解决方法或矫正其错误观念。

贝克认为强迫行为不是由强迫思维引起，而是取决于患者如何评价强迫思维。他们往往将强迫思维的出现和其内容解释为是一个要对自己或他人造成的伤害负责任的征兆，正是这种认知评价使强迫思维成为一种不必要的体验，成为一种要采取行动的指令，接着就出现了强迫动作，对患者来说可以压抑或抵消强迫思维，减轻了有负责任的感觉，这样焦虑也随之减轻，便逐渐形成了强迫行为，并长期持续存在。

认知疗法对心理障碍的治疗重点在于减轻或消除患者的功能失调性活动，同时帮助其建立和支持适应性功能；鼓励患者监察内在因素，即导致障碍的思想、行为和情感因素。

如附录一"案例分析"案例1中的张阿姨从一开始认为"不经常洗手就容易患上肝炎"逐渐发展到"只要一不洗手就会患上肝炎的"过度的不合理的信念，由此产生的情绪反应后果使她感到恐惧害怕，行为反应后果则使她不断地洗手、不敢外出、不敢与人交往，完全自我封闭自我束缚起来。治疗时医生一般会通过不合理信念的诘难："以往你没有时时刻刻都洗手，不是还没有患肝炎吗？"采用有针对性的、直接的，以及系统提问的方式，逐步使张阿姨认识到不洗手就得肝炎的信念或信念系统是引起恐惧害怕情绪以及强迫回避行为反应的直接原因，使患者对不合理信念产生动摇，进而取得疗效。

什么是认识领悟疗法？

在中国传统文化中，道家学说的哲学造诣，远在儒家之上，撰写《中国科学史》的英国学者李约瑟说："中国人的特性中，很多吸引人的地方都来自道教的传统。中国如果没有道教，就像大树没有根一样。"多年来，中国心理学家在中国心理治疗本土化方面进行了许多尝试，并且逐渐形成了一些治疗方法，其中有钟友彬创自于20世纪80年代末、有"中国心理分析"之称的认识领悟疗法。

认识领悟疗法的治疗手段包括心理、生物和社会三方面的认知、药物和积极活动等治疗。其中除药物治疗为临床工作外，认知与积极活动治疗最具特色。中国传统文化一向重视知行合一，这在儒、道、佛三家思想中都有很多论述。不仅如此，中国哲学在本质上也是知行合一的，即思想学说与生活实践融成一片。中国哲人研究宇宙人生的大问题常从生活实践出发，以反省自己身心实践为入手处，最后又归于实践，将理论应用在实践中。

中国道家认知疗法"ABCDE技术"，其中A为应激源的探索，通过评估，我们可以比较全面地了解患者精神刺激的来源、性质及严重程度。然后经过综合分析，判定应激源是属于外在性的（即客观产生，如天灾人祸等意外事件应激），或是内在性的（即主观产生，如杞人忧天，学习强迫症），以便在治疗时采取相应对策。B是价值观的测查，理清患者的价值系统，可以更深刻地了解患者应激的主观原因，使我们在运用道家思想帮助患者重建认知时有的放矢。有时候，患者在明了自己的价值系统后可产生"顿悟"，更有利于下一步骤的进行；C是心理应付方式，人的一生始终处于不断的选择之中，因而人常常感到焦虑和痛苦。于是，人在成长之中会自觉或不自觉地运用一些方法，试图减轻这种焦虑和痛苦，对于强迫症患者经过心理冲突的分析，明确冲突双方的性质，然后根据其合理性和可行性的原则，以减轻或化解冲突。D是道家处世养生方法的导入。E是疗效评估。其中D是治疗的关键和核心，包括4个基本原则：利而不害，为而不争；少私寡欲，知足知止；知和处下，以柔胜刚；清静无为，顺其自然。

例如附录"案例分析"案例3中的职场"白骨精"们，把握好"利而不害，为而不争；少私寡欲，知足知止；知和处下，以柔胜刚；清静无为，顺其自然"尤为重要。人生是一场长跑，每个人有自己特有的耐力和速度，自己不停地和别人比较，不断向上进取的压力就会像恶魔使自己长期处于紧张和焦虑状态。要顺其自然，顺应事物自己的发展规律，可以追求完美，但不必强求完美。如果为了达到完美而对自己要求过分严格、过分苛刻，对待自己就像恶魔普洛克路斯忒斯，那么完美就成了一种折磨。如若能做到"利而不害，为而不争、知足知止、知和处下"，那么不仅仅善待了他人，也善待了自己，脱离了强迫的牢笼。

什么是行为治疗？

行为治疗是根据操作条件反射理论指导的一类心理治疗方法，它强调集中问题、针对目标和面向将来。首先对患者的问题进行行为方面的确认、检查和监察，对有关环境影响因素进行分析，然后确定操作化目标并制定干预措施，目的是改善患者适应功能的数量、质量和整体水平。

行为主义理论认为强迫症患者的先占观念是过于关注恐怖性刺激，通过经典条件反射，这些刺激会引起焦虑的特性而获得的。强迫行为就是对这些刺激的逃避或回避行为，这样强迫行为就减轻或防止了焦虑的产生。而强迫动作的持续存在就是患者学习减轻不舒服感觉的过程。有学者认为强迫行为常常由某些环境因素引起，当强迫症患者暴露于相应的环境时，会有逐渐增强的不适或焦虑，而其开始强迫行为后常常体会到不适的感觉明显减轻了。

行为治疗是基于这样一种假设，即患者或他人的活动会导致某些症状和异常行为存在，如强迫症患者采取核查仪式动作来减轻内心焦虑，在治疗中，治疗医师的工作主要是确定这些活动及通过消除去条件化的自然过程和认知改变来帮助患者改善症状。如果患者在行为表现异常时，他人给予过多的关注，则会延长其异常行为的持续时间。行为治疗的常用方法有放松训练、系统脱敏、暴露治疗与满灌、厌恶治疗、生物反馈等，在对于强迫症的治疗，临床上常使用放松训练、循序渐进地系统脱敏，厌恶治疗、生物反馈等。在治疗过程中逐步给予一系列的练习作业使得患者在处理比较简单的问题中获得信心，最后处理较严重的问题。即让患者认识到治疗是一个循序渐进的过程。

另外对强迫症状和行为的监察是行为治疗的一个重要部分，可以使用记日记或用评定量表的方式来记录何时出现症状和行为类型（A），有何诱因和可能的促发因素（B），会出现何种后果及可能的强化因素（C）。这种对于事件有关的行为进行详细检查的方式称为行为分析ABC。将行为作业看成实验来实践完成，须注意如果达到目的，则意味成功；但没有达到目的并不意味着失败，而是有一个机会更多地了解和认识问题，同时考虑下一步的治疗方案。

例如附录"案例分析"案例1中的张阿姨，主要表现的强迫症状是不停地洗手，害怕见人，不敢出门。那么先可以从出门只和他人打招呼而不需要握手这一点开始做起，观察洗手的情况是否有所减少，布置的作业可以是每天出门3次，同5个人打招呼聊天。然后观察"担心不洗手就得肝炎"的想法的持续时间是否会减少，洗手的次数有没有减少。如果减少了，说明她在进步，如果症状依旧，这个作业她根本没有办法完成，那么就要分析不能完成这个作业的原因，是哪一方面的困难，那么就再和患者共同讨论寻找一种可以实施的办法作为作业，通过作业在实践中体会行为的改变对情绪的影响，在作业的完成中循序渐进地建立自信，逐步恢复到从前的生活方式。

事实上，在强迫症的治疗中单凭个人主观意志的努力，是无法摆脱强迫症状的，只有通过实际行动才会使思维变得更加实际。实际行动才是提高对现实生活适应能力的最直接的催化剂。因此强迫症患者无论怎样痛苦都应该做到忍受痛苦投入到实际生活之中。如果自己做不到这一点，也可在别人指导下做到，这样就可以在不知不觉中得到自信的体验。因此，要想见人不再感到恐惧，只有坚持与人接触，在实际接触中采用顺应自然的态度，使恐惧心理逐渐消除，才能逐步获得自信。

什么是认知行为疗法？

认知行为疗法是结合行为和认知取向的治疗：包括行为治疗以及各种认知疗法，如贝克的认知疗法、埃利斯的理性情绪疗法等，被认为是"行动取向"的治疗。目前行为治疗越来越重视认知因素的作用，而认知疗法也重视行动在改变中的作用。认知行为治疗的指导原则就是：暴露不反应。也就是跟强迫症状共存，但是不随着其节奏起舞。

首先建立求助动机、识别适应不良性认知，用新的认知对抗原有的认知，并认识到自己适应不良性认知–情感–行为类型。然后患者和治疗医生针对靶问题——强迫的实质在认知解释上达成意见统一，对不良表现给予解释并且估计矫正所能达到的预期结果。然后自我监测思维、情感和行为，治疗医生给予指导，以发展新的认知和行为来代替适应不良性认知行为。

接着治疗医生指导患者广泛应用新的认知和行为，练习将新的认知模式用到社会情境中去，取代原有的认知模式，先用想象方式来练习处理问题或模拟一定的情境或在一定条件下以实际经历进行训练，作为新认知和训练的结果，患者重新评价自我效能，治疗医生通过指导性说明来强化患者自我处理问题能力。

在认知行为治疗中鼓励来访者积极行动，一步一步地实现具体的改变。类似于附录"案例分析"案例3中的学习强迫症的年轻人，认清自己职业发展的方向，就是一个认知的过程，然后再朝着这个方向努力，也就是行为的过程。暴露不反应，就是在这个信息爆炸的时代，我只选择对自己有用的相关信息，对其他的东西不做过多的关注，对其他人都在学什么不予过多的关心。"不反应"就是一种学会"放下"的生活态度，放下不是不学习，而是要有目的地学习，要为提升核心竞争力而学，这样才能在这个信息泛滥、知识爆炸的时代做到"任他风吹雨打，胜似闲庭信步"的洒脱，在这样的情况下，焦虑感会得到有效缓解。这也类似于我们成长过程中不断地学习实践，学而时习之，在这个过程中成长，不亦乐乎！

什么是支持性心理疗法？

支持性心理疗法又称支持疗法、一般性心理治疗法，不用去分析求治者的潜意识，而主要是支持、帮助求治者去适应目前所面对的现实，故又称为非分析性治疗。当求治者面对严重的心理挫折或心理创伤，如健康挫折——发现自己患了绝症而无法医治，人际关系的挫折——发觉自己的配偶有不忠行为，或面临亲人受伤或死亡等意外事件时心理难于承受，难于控制自己的感情，感到手足无措，精神几乎崩溃，这时需依靠"支持"来应付心理上的难关，以渡过危机状态。

支持性心理治疗，主要是用于帮助近期遭遇疾病或人际逆遇的人。治疗目的是减轻应激性逆遇，而不是改变其他症状。支持治疗中来访者周围环境的支持亦很重要，常常由亲属或朋友倾听逆遇者的问题来给予其心理上的帮助和同情。由医生或其他专业人员给予帮助时，其技术是相同的，但会用一些比较系统的方法以达到预期目标。患者与治疗医师之间关系的重要性在治疗中非常强调，关系良好会有助于疗程的进层。

强迫症患者的自我意识和动机非常过敏，并以神经质的过敏作为显著的病理特征。由于过敏和疑虑，因此在人际关系、社交中会产生种种不安全感，但对不安全感则采取僵硬的自我防卫、自我封闭的机制。这种防卫机制的僵化又进一步强化了强迫症。强迫症患者正是在不断的自我防御过程中，产生了过多的自我确实性、安全性等问题。

类似附录"案例分析"案例2中小文的这种情况，虽然她主要表现出来的症状特点就是强迫性的穷思竭虑，她也能充分地认识到这种强迫观念是不必要的，但却不能以主观意志加以控制。在她叙述自己症状的时候我们不难发现她的人际支持是有些欠缺的，当她一个人的时候，情绪不佳的时候强迫性的思维出现的频率较高，当与朋友聊天或外出游玩的时候，症状就会明显减轻。甚至强迫的念头自然而然地烟消云散了。在心理治疗的时候支持性心理治疗是非常必要的，一方面是通过在心理治疗的时候建立良好的医患关系，认真地倾听，以适当地深入，积极鼓励支持。另外还要注重鼓励小文多参加集体性活动及文体活动，在这些活动中通过建立人际交往，增加自信，在肯定他人的时候获得他人对自己的肯定。另外要多培养兴趣爱好，充实生活，丰富生活，把关注点放在现实的生活内容中，从而减少那些不必要的想法。

什么是森田疗法？

森田疗法是20世纪20年代前后由日本精神病学家森田正马博士在总结国内外心理治疗方法，以及自己十多年临床治疗经验基础上，反复探索实践，不断完善而创立的，是一种基于东方文化背景的、独特的、自成体系的心理治疗的理论与方法。目前，森田疗法这种根源于东方文化背景和传统思想的心理疗法不仅风行于日本，而且也受到欧美学者的关注。

　　"森田疗法"是目前治疗强迫症等疾病很有效的一种心理治疗方法。该理论认为，强迫症之类的神经症主要是患者对人、对己、对事过分敏感所致，患者虽有克服这些症状的强烈愿望，但苦于无法摆脱，以致给生活、学习、工作造成障碍。许多患者固执地认为自己不能投入到实际生活中或做不了某些事情，常常认为只有先除掉症状，才能做好要做的事情，为此他们付出了昂贵的代价。因为不做事情或少做事情减少了自己实践与适应实际生活的机会，而且会使精神能量更集中指向内部，注意自己的症状，反而会使疑病素质进一步发展。"森田疗法"治疗以"顺其自然，为所当为"作为核心理念，就是告诉患者不要纠缠在排斥这些症状上面，可以接受它们，"为所当为"，就是做自己能够做到的事情。因为强迫症状的出现，正是患者不能接受这种症状出现，非要和它对抗，这反而是在提醒、强化自己产生强迫症状。此时你越强烈地强迫自己"不强迫"，实际上就是强迫自己去"强迫"，任症状存在，听之任之，倘若采取这种策略，那么由于强迫症状并没有引起患者的反应（即焦虑），那么久而久之，它就会感到"无聊"而告退的。而且，由于焦虑症状的解除，可以调整并逐渐恢复大脑的正常功能，对于减弱或抑制原来的病理兴奋灶，本身又起着相当重要的作用。

　　"顺其自然"，既不是对症状的消极忍受、无所作为，也不是对症状放任自流、听之任之，而是按事物本来的规律行事——任凭症状存在，而不去抗拒排斥，带着症状积极生活。"顺其自然、为所当为"治疗原则的着眼点是打破精神交互作用，消除思想矛盾，陶冶性格。这一治疗原则还反映了森田治疗对意志、情感、行动和性格之间的关系的看法，即意志不能改变人的情感，但意志可以改变人的行为，通过改变人的行为来改变一个人的情感，陶冶一个人的性格。

　　例如，小明在上课的时候老爱用余光扫视旁人，老师指出后他就刻意要让自己的眼睛一直先前看，结果越是提醒自己不要往边上看就会忍不住用余光扫一圈，之后又感到没能坚持住，感到自己犯错了，担心被老师看到又会被批评。渐渐地就不停地出现偷偷用余光看边上的强迫症状，最后根本不能听老师讲课，成绩下降，自己也为这个症状感到很痛苦。"顺其自然"就是让小明想看的时候就看，光明正大地看，并对老师说明这是自己的爱好，但看了没劲了就好好听课学习，可以通过认真记笔记、问问题等，把自己更加投入到学习中去。这样一来，小明发现用余光扫视并不是一个问题，其他人也会有这样的情况，那么对这个症状感到的焦虑和自责自然就少了，不在乎了，于是乎上课又能专心听讲了。于是恐惧与焦虑症状越来越轻，学习与生活又走上了原来的步伐。

"为所当为"有助于使症状得到改善。其中很重要的一点，是在实际活动中将自己的注意由主观世界移向外部世界，就是要注意所做的事情如看其他同学会不会也瞥自己一眼，这就减少了指向自己的——我有时候瞥别人是不对的这种想法。这样就减少了自己给自己的内耗，把注意转移到了外部的精彩世界中。

森田疗法对待强迫症最正确的方法是：首先解除对自己强迫症状的焦虑，对自己的强迫症状要采取不理、不怕、不对抗的态度，而"顺其自然，为所当为"这就是打破恶性循环的关键。"顺其自然"也是这样的一种态度，它不是"逆流而动"，也不是"无所作为"，而是按照正确的方向，去行动和努力。不光是在症状到来时要"为所当为"。在平时更要去做有价值、有意义、富于建设性的活动。这包括树立目标，有所追求，增长学识，提高才干，建立起真的自信；积极地生活，培养广泛的兴趣，观察、发掘、体验生活中美好的事物，不逃避困难，正确对待挫折，培养自己解决问题的能力，提高自己对生活的适应性，逐渐增强自己的心理素质。

什么是暴露、反应预防？

暴露疗法是治疗强迫障碍有效的行为治疗方法，是使患者面对引起焦虑的物品和环境；反应预防要求患者推迟、减少甚至放弃能减轻焦虑的行为，如缩短洗手时间，减少洗手频度，甚至放弃洗手。在实施治疗时，首先应对患者进行疾病教育，提高患者信心，使其依从治疗计划。此疗法应结合家庭治疗，因为对患者家庭成员的教育和支持鼓励十分重要，他们是监督患者完成家庭作业最重要的人选，而且家庭治疗有助于减少人际关系中对症状起到维持作用的因素。起初治疗者和患者须制订一个特别的激发焦虑的计划，通过会谈在治疗室内指导患者如何去做，以后通过家庭作业让患者单独去做，逐步增加难度，并在实施的过程中评估患者的反应和认知治疗的效果。有效的暴露疗法和反应预防一般需10~12次会谈和长时间的家庭作业。

对强迫症患者如何进行心理支持？

当患者发现自己有强迫症状时，不要浪费力气自罪自责，接受它，然后再想清楚症状来自何处，为什么会这样的，如何去应付。不管强迫症状的内容是什么，不管那是暴力或性，你知道这些症状可能会在一天当中发生几十次甚至几百次，也可能你忙于工作无暇顾及时，它就不来了。那就把强迫症状当作是迎面而来的一个熟人，打个招呼，然后就各走各的路。其时你不必每次都要打招呼，忙的时候，有时还来不及看上一眼，它就匆匆消失了。接受它，当强迫症状发生时，你已经知道自己的情况，不用特别准备，让它悄悄地来，悄悄地去，不带走一片云彩。

另外，还是有很多方法可以让我们变得更自信，更有主见，更不会害怕出错。

首先，要树立自信，悦纳自己。具体的做法可以是积极的自我暗示：每天晚上睡觉前和早上起床后，对自己说20遍"我接纳自己，我相信自己！"事物总有两面性，即使患了强迫症，也要知道如认真仔细、爱干净等并不是坏事，要学会善于发现和肯定自己的长处。

其次，不要对自己要求过高、过于追求完美。对自己要求过高，就容易患得患失，太在意别人对自己的看法，一心想要得到别人的承认，从而迷失自己。接受自己的现况，不要去管别人怎么看，你越害怕出错，就越会感到手足无措。定适当的目标——摘够得着的苹果。在这个时代，机会很多，诱惑也很多，就像是树上有很多苹果，如果只把眼睛盯着那个在树顶端又红又大的苹果，用尽全身的力气向上跳也未必能摘到，最后一无所获。而只要做些努力，跳一跳，你也许就能摘到靠近树下的苹果，自然你就会有苹果吃。

再次，不要太在意自己，太在乎他人评价。走自己的路，让别人走别人的路吧！做任何事情顺其自然，做完就不再想不再评价。我们的紧张往往是因为自己太在意他人的评价，而紧张的情绪会加重生理上的反应而进入恶性循环。根据"强化理论"，如果紧张时我们太注意自己的身体某些部位的紧张反应，就相当于是在强化自己的紧张行为，使其一步一步地加重。而当我们不去管自己的紧张反应后，由于紧张得不到注意和强化，紧张反应就会随着时间的推移而逐渐消退。

最后，要多培养兴趣爱好，转移注意力。有自己喜欢的事情和志同道合的朋友，使自己生活得充实些，就没有时间去实施诸如反复检查门锁等强迫行为。也可以选择运动锻炼和户外活动来充实生活，减轻强迫心理的干扰。

如何对强迫症患者家属进行心理支持？

强迫症带来的痛苦不仅限于患者本人，它还会连累患者的家人和朋友。家里有强迫症的患者，对于家属来说也是一件烦心劳心的事，患者的症状不仅困扰着患者本人，家属也在为这些重复而没有必要的症状烦恼着。看着患者整天问着一些没有意义的问题，所有的耐心都被磨完了。家丑不可外扬，精神疾病的病耻感也同样会让家属们蒙羞，看病也成了偷偷摸摸的事。还有医生在分析患者病情的时候，家属不可避免地要当"代罪羔羊"，哪个孩子的成长问题能没有父母的责任呢？

所以不仅仅是强迫症患者需要心理支持、心理治疗，他们的家属也需要心理支持，因为他们也是参与治疗的同盟军。家属作为患者最熟悉最亲近的人是否能耐心地陪他们度过人生的阴霾，与症状是否会改善休戚相关。

在心理治疗的过程中，我们往往关注的是患者的症状，引起这些症状的原因，而有些时候父母的过度关心，过度注重细节也会是一个诱发因素。但我们一定常常听到这样的辩解："我这样做哪有错，我还不是为他好！""难道我还会害他吗？""我不许他粗心大意是为了让他仔细点，少犯错""做父母的关心子女天经地义"等等类似的言语。心理医生也许会觉得这是问题父母。但是换位思考一下，不难发现这些父母的焦虑，是对孩子将来成长的焦虑。他们并不是"坏"的父母，而是那些还没有找到好办法的父母。所以作为治疗师，在对孩子进行认知行为治疗的时候，请也照顾到这些焦虑的父母。

对于强迫症患者的家属，治疗师要表示愿意与他们以及患者共同来讨论强迫症状的问题，治疗师布置的作业，需要家属一起讨论实施的可能性以及将会遇到的困难，困难如何解决等。家长在患者身边可以做一些督促的工作，如陪同患者一起出门，一同完成某样事情，如果症状加重陪同患者一起看医生，治疗疾病。

家属在督促患者的时候可能方法比较单一，在治疗的过程中可以教会他们一些沟通技巧，使其在实际运用的过程中可以和患者进行有效的沟通。另外，当家属在照顾护理患者的过程中难免也会有些倦怠、消极的情绪，这时治疗师可以建议家属一起参与治疗，或者家属本人寻求心理咨询。

团体心理治疗如何治疗强迫症，效果如何？

团体治疗是建立在特殊关系上的谈话治疗，一群特定的人群与治疗师透过谈话达到治疗目标的一种心理治疗。团体心理治疗的形式多种多样：参与者可以有特定精神科诊断，也可以没有；治疗师可以参与其中、也可以作为观察者；团体可以是开放式的，也可以是封闭式的。团体治疗可以有特定主题，例如戒酒、恢复社会功能等；也可以没有固定主题，例如人际互动团体。治疗师与团体可以建立一个契约。团体治疗可以成为治疗计划的一部分，通常精神科医师会在药物治疗、支持性心理治疗、认知行为治疗等之外，评估进行团体治疗的可行性。参与团体治疗的强迫症患者通过治疗可以意识到自己不是孤独的、隔离的，且备受心理问题困扰的个体。他们会发现还有很多人面对同样的问题，也在遭受着痛苦和需要帮助。在团体中倾听别人的同时也可以找到应对问题的资源和方法。通过与别人的互动，可以更快更直接地了解自己的行为、社会交往方式的特点。治疗师可以通过团体治疗更直观地观察患者在人际关系中的处理办法，处理困惑时的情绪反应等情况。一项团体心理治疗对强迫症患者治疗的疗效因子研究，提示在强迫症治疗中，团体心理治疗疗效因子的相对重要性排序为：人际学习（获取）、人际学习（付出）、自我了解、宣泄、存在意识、团体凝聚力、普遍性、希望重塑、传递信息、利他性、原先家庭的矫正性重现、行为模仿。因此，对于强迫症患者来说获取学习人际关系的机会，凸显自我，适当宣泄情绪相对于应付强迫症状本身更具有意义。

通过团体治疗来治疗强迫症时，所有成员都需要是强迫症的患者吗？

不一定。团体治疗中的治疗种类繁多，团体成员可以是由特定群体组成。对于同质性团体来说，如每个来访者都是强迫症的患者，可以产生同病相怜的感觉，会更愿意表达内心的痛苦和讲述目前面临的问题。通过团体中的其他成员，患者可发现在自己身上未觉察到的行为模式和歪曲认知，也可以因其他成员的成长而受到鼓舞。同质性团体更具凝聚力，能对其他成员提供更多的直接的支持。

对于强迫症患者来说我们也鼓励其参加致力于恢复社会功能，改善人际关系的团体。不同质的成员，其主动性和被动性，理智与感觉，人际问题，忍受力，接纳程度方面都是不同的。对于强迫症患者来说有助于将注意力从强迫症状本身分散出去，在团体中得到与自己往常不一样的反馈信息，学习到新的应对方式。

药物治疗篇

◆ 强迫症可以用药物治疗吗？
◆ 强迫症用药物治疗为什么会有效？
◆ 治疗强迫症需要服药多久？
◆ 强迫症经服药病情稳定后可以停药吗？
◆ 强迫症服用药物后会变傻变呆吗？
◆ ……

强迫症可以用药物治疗吗?

随着药理学研究的进展和医生临床经验的积累,有明确的研究证据提示,药物治疗可以治疗强迫症。这些药物是通过调节大脑内神经元突触间隙中5-羟色胺的浓度而起到治疗作用的。常用的药物包括:氯米帕明、选择性5-羟色胺再摄取抑制剂(SSRIs),合并使用氯硝西泮、碳酸锂、新型抗精神病药等作为增效剂。

强迫症用药物治疗为什么会有效?

从强迫症的发病原因来看,强迫症是一种由生物、心理社会因素共同致病的疾病。就生物因素的角度来看,对强迫症治疗有效的药物都能增加中枢神经元突触间隙中5-羟色胺(5-HT)浓度,就此看来,可以通过药物改变突触间隙5-羟色胺受体的浓度,从而有效治疗强迫症。从另外一方面看来,药物同时可以缓解强迫症状引起的焦虑情绪,从多方面治疗强迫症。

治疗强迫症需要服药多久?

急性期的治疗一般服药6~8周可见疗效;进入巩固期,即使患者的症状出现缓解或消失,仍应继续服药,以防症状反复,一般至少需要4~6个月;巩固期结束后进入药物治疗的维持阶段,一般来说继续药物治疗至少1年。

强迫症经服药病情稳定后可以停药吗?

当患者病情缓解后,医疗工作者会根据疾病的严重程度及持续时间,先前发作的次数,是否有残留症状,以及当前的心理社会困难给出是否需要继续药物治疗的意见并与患者达成共识。一般来说,患者病情稳定后药物治疗至少维持1年，之后可逐步停药，但药物减量速度要缓慢，并监测症状复发的早期征象，每月随访，一旦有复发的早期征象，应迅速恢复原有治疗。

强迫症服用药物后会变傻变呆吗？

服药后变傻变呆是指药物引起常识、记忆、计算等智力的损害，关于这一方面的研究较少，就临床经验看来，服用强迫症药物不会引起智力的下降。相反认知功能缺陷是强迫症的一个核心症状，而目前常用的抗强迫药物由于其对受体选择性强，不良反应少，对认知损害反而有一定的治疗效果。

强迫症需要终身服药吗？

强迫症的治疗在临床上来说是比较困难的，一般来说，当治疗4~8周左右的时间以后，患者的强迫症状会出现改善或消失，但需要继续服药治疗，以防症状的反复。当药物治疗进入维持阶段后，每月随访1次，3个月至半年后，3~6个月随访1次，继续药物治疗至少1年。此后注意门诊随访，临床医生会根据病情判断是否需要继续服药治疗。

强迫症长期服用药物会有严重的副作用吗？

目前强迫症的药物治疗的安全性受到了临床工作者的重视，通常报道的严重副作用案例包括心脏毒性作用、5-羟色胺综合征等，这些严重副作用通常与选择的药物较老，或未采用科学正规的治疗方案有关，在目前的临床案例中这种严重副作用已经较少见，副作用与给药剂量呈正相关。此外临床上比较常见的副作用还有口干、便秘、高血压、体位性低血压、镇静、恶心呕吐、胆固醇升高等等，此类副反应一般比较轻，长期服药可以耐受。服药后如出现不适请及时就诊，根据临床医生的建议考虑停药、给予拮抗剂或者换用其他适合的药物治疗。

服用强迫症药物对肝肾功能影响大吗？

俗话说："是药三分毒。"所有的药物都是经过肝脏和肾脏代谢的，所以不单单是抗强迫症药物，任何药物的服用对肝肾来说都是一种负担。我们之所以依然服药，是因为大部分药物对正常人的肝肾功能影响微乎其微。强迫症属于心理疾病，患者躯体情况一般尚好，但是现实中，往往部分患者，特别是中老年患者会合并躯体疾病。目前临床常用的一线抗强迫症药物SSRI类，均提示肝肾功能不全者应慎用。所以在临床上，当医生准备对一名患者使用药物治疗时，通常会评估患者的肝肾功能。如有必要，也会在治疗过程中定期（一般为1个月）复查，以监测患者的肝肾功能状态。如果患者在初治时已经合并肝肾功能异常，在经相关专科（消化内科及肾内科）医师排除相关躯体疾病或允许下，精神科专业医师会尽量避免选择对肝肾影响较大的药物，或谨慎低剂量进行治疗。总的来说，对于某些必要的患者，在进行药物治疗时，应定期随访监测肝肾功能相关指标，预防及规避药物副作用带来的风险。

强迫症患者服药对心血管的损害大不大？

目前，没有任何证据或研究表明，现在常用的抗强迫症药物会对人体心血管系统造成严重的器质性损害。

但是我们不能否认部分抗强迫症药物，的确会带来某些心血管副作用或不良反应，比如：文拉法辛可能会导致血压轻度升高；氯米帕明会导致心动过速、体位性低血压及心电图改变；即使是副作用较小的SSRI类药物中，氟西汀可能会导致体位性低血压。但是上述的这些副作用都是属于可逆性的，即停药一段时间后副作用导致的相关症状可自行消失。所以患者在药物治疗过程中，一方面应该定期随访，复查心电图、监测血压，如果发生上述副作用，及时与自己的主治医生沟通，进行药物调整；另一方面，如果服用氯米帕明或氟西汀等会导致体位性低血压的药物治疗，在平时日常生活中，从卧姿、坐姿起立时应尽量动作缓慢以防止体位性低血压的发生。只有这样，我们才能有效地避免药物的心血管副作用给自己带来的不利影响。

吃了治疗强迫症的药物会有依赖性（成瘾）吗？

精神类药物成瘾问题一直以来都是老百姓关注的焦点。目前一线使用的SSRI类或二线代表药物氯米帕明，长期服用均不会导致成瘾。抗强迫症药物的增效剂如新型抗精神病药物亦不会。惟一可能导致成瘾的，就是安定类药物，但是只要是在医师指导下服用，不滥用、乱用，安定类药物也是安全的。

强迫症患者服用药物后可以谈恋爱结婚吗？

答案是肯定的！恋爱结婚是每个人的权利。服用强迫症药物不会直接对婚恋过程产生任何影响。应该说，如果在医师指导下正规进行强迫症的药物治疗，症状的改善只会促进婚恋关系向好的方面发展。所以药物治疗对于强迫症患者的婚恋关系来说只有好处没有坏处。

女性强迫症患者服用药物期间可以怀孕生孩子吗？

一般来说，在抗强迫症的药物中，能够致畸或导致女性不孕不育的是少见的，或者说概率是极低的。但是我们必须承认，抗强迫症药物的确会经母体，通过胎盘传给胎儿。而且从优生优育的角度来讲，女性怀孕前及怀孕过程中最好不服用任何药物。所以出于安全起见，医师一般建议患者最好在停用药物3个月后，药物在体内基本代谢完全后再考虑怀孕。当然这还是要视母亲病情严重程度而定，如果母亲强迫症症状严重到影响妊娠过程或胎儿成长，医师还是会酌情尽量低剂量给予药物治疗。所以，如果患者有怀孕的意向，或者在服药期间意外怀孕并准备继续妊娠的，最好能与主治医师进行及时、有效、充分的沟通交流，共同探讨怀孕期间的治疗方案。

女性强迫症患者服用药物时可以哺乳吗？

哺乳期妇女服用强迫症药物时，少量药物会通过乳汁传递给婴幼儿。尽管剂量极小，并不会对婴幼儿造成伤害，但是出于安全起见，不鼓励服用强迫症药物的哺乳期妇女行母乳喂养，而更加提倡改用人工喂养。如果患者想在哺乳期改变治疗方案，应及时征询主治医师意见，具体问题具体分析，这样才能保证"母子平安"。

男性强迫症患者服用药物时可以要孩子吗？

目前，没有任何证据或是研究表明，男性服用强迫症药物会导致精子数量减少、精子活动力下降或是精子中染色体异常概率增加。所以男性服用抗强迫症药物，是不会对生育功能及胎儿产生影响的，大可放心。

强迫症药物治疗会影响患者的性功能吗？

答案是肯定的。目前一线使用的SSRI类药物或多或少都会导致性功能异常，如：性欲减退、阳痿早泄、射精延迟等。对性功能没有影响的药物有SARIs（代表药物为曲唑酮），它的特点就是对性功能没有影响。另外，曲唑酮也有部分治疗阳痿的功效。然而，不能说为了不让性功能受到影响，就不服用SSRI药物，只服用SARIs药物。SSRI类作为目前的临床一线药物，对于治疗强迫症的疗效是肯定的，明显高于其他类别药物。我们说，任何疾病的药物治疗都是一场治疗作用与副作用之间的博弈，世上没有十全十美之事，所以也没有完美的药物，对待疾病的治疗，我们不能一叶障目，以偏概全，以致"捡了芝麻丢了西瓜"。另外，并不是所有人在服用SSRI后就一定会出现性功能减退，所以我们还是要视实际情况及个体因素而定，如果真的影响到性功能，应及时与主治医师沟通，在医师指导下调整治疗方案，切不可自行减药停药。最后，对于一个强迫症患者的治疗来说，家庭的关爱支持是十分重要的，"十年修得同船渡，百年修得共枕眠"，夫妻之间的理解与支持对于强迫症患者来说不仅仅是一种福音，更是一种支持，是推动他去坚持、去战斗、去克服病魔的动力！

强迫症患者服用药物期间可以喝咖啡和茶叶吗？

建议不要将咖啡和茶叶与药物在同一时间服用。茶叶和咖啡含有咖啡碱、可可碱，茶叶还含有茶碱，能舒张肾血管，增强肾脏中的血流量，增加肾小球的滤过率。茶叶中的茶多酚可与重金属结合产生沉淀，使身体中的一些有害物质迅速排出体外，达到解毒的效果。常用的抗强迫症的药物以5-羟色胺再摄取抑制剂为主，主要增加神经元突触间隙中5-羟色胺的浓度，发挥抗强迫作用。这两者之间并不会直接冲突，但在服药的时刻建议不要同时服用咖啡和茶叶。另外，咖啡和茶叶的功效主要是提神兴奋作用。如果强迫症患者原先就比较焦虑，那么建议患者在服药期间减少饮用该类饮品，尤其在下午后建议尽量不要饮用。

强迫症患者服用药物期间可以饮酒吗？

答案是绝对地否定！对于任何一种精神/心理疾病，包括精神分裂症、抑郁症、焦虑症、强迫症等，不仅在服药期间，而且在症状缓解减药停药后，都建议患者忌烟忌酒。因为大部分药物和酒精都是通过肝脏代谢的，如果在服药期间饮酒，那么肝脏的负担就会加重，对肝功能可能就会有潜在的不利影响。尤其有些患者在服药前后不多久就喝酒，那对自身的伤害更为严重。临床上酗酒导致病情复发或加重的案例更是屡见不鲜。在此建议强迫症患者，把你强迫的"那股子劲儿"，用到"不要喝酒"上去，以确保整个治疗方案的疗效。

强迫症患者服用药物的时候可以同时服用感冒药吗？

可以。目前市面上常见的感冒药主要是NSAID类，如阿司匹林、对乙酰氨基酚（泰诺林）等，或者一些复方制剂，如泰诺、日夜百服宁、康泰克等。这些药物一般不会影响强迫症药物治疗的疗效，也不会加重副反应或是引发严重的并发症。

强迫症患者服用药物的时候可以同时服用治疗高血压、心脏病的药物吗？

年纪大了，多多少少都会有点基础疾病，比如现在常见的高血压病。目前临床上常用的治疗高血压或心血管病的药物有利尿剂（如氢氯噻米）、β受体阻滞剂（如康欣）、钙离子通道阻断剂（如尼莫地平）、ACEI类（如卡托普利、贝那普利）、ARBs类（如替米沙坦）、洋地黄类药物（如地高辛）等。从药物机制上来说，抗强迫症药物的主要靶器官为大脑，而抗心血管病药物作用靶点主要为心肌细胞或外周血管受体等，所以两者是互不冲突的。但是需要注意的是，部分抗强迫症药物会带来心血管系统的副作用，比如氯米帕明和氟西汀可能会导致体位性低血压，如果一名患者已经服用了降压药将血压控制在了正常水平，那么在合用氟西汀的基础上，很有可能会导致血压偏低。诸如此类在这就不一一列举了，我们提倡合并有基础疾病的强迫症患者，及时向自己的心内科及精神科主治医师汇报自己的病情，做有效的沟通，这样才能综合性考虑患者的各种心理及躯体情况，制定个体化的治疗方案。

强迫症患者服用药物的时候可以同时服用治疗糖尿病的药物吗？

糖尿病是当今最困扰老百姓的基础疾病之一。目前临床上常用的治疗糖尿病的药物有：促胰岛细胞分泌素（如格列苯脲、格列齐特等）；二甲双胍；胰岛素增敏剂（如罗格列酮、吡格列酮等）；α-葡萄糖苷酶抑制剂（阿卡波糖）；各种剂型时效的胰岛素。这些药物，从药理机制上来讲主要作用于胰腺胰岛细胞或者肝脏及外周组织，与强迫症药物的作用位点互不相干。所以从这方面来看，两种药物可以同时服用。但是，我们也要清醒地认识到，部分治疗糖尿病的药物及治疗强迫症的药物对于肝肾的负担（如格列吡嗪对肾脏负担较大）及其副作用。治疗强迫症的药物及治疗糖尿病的药物的不良反应的叠加效应是值得我们重视的。所以，建议患者与自己的主治医师（内分泌科及精神科）间保持良好的互动关系，及时并尽可能多地报告自己的躯体及心理情况，共同探讨合并用药的治疗方案。

为什么强迫症患者的用药会有不同？

目前来说，治疗强迫症的药物颇多，常用的药物包括：氯米帕明、选择性5-羟色胺再摄取抑制剂以及一些增效剂。因为每个人都是这个世界上独一无二的个体，各人的症状又不尽相同，对别人有效的药物对自己不一定有效。经常会有患者治疗心切，对医生说："某某某说他吃了某种药物，完全好了，医生你也给我用这种药"，"给我用最好的药，钱不是问题"，这些问题仅看到一些治疗个案，不免有些一叶障目的感觉，事实上从药理机制上来说，仅SSRI类药物就有帕罗西汀、氟西汀、氟伏沙明等多种药物，也不是价格昂贵的药物疗效就好，而是应该选择一种适合自己的药物治疗强迫症。

治疗强迫症常用且有效的药物有哪些?

强迫症患者的内心非常痛苦,而强迫症的治疗是个公认的世界性难题,治疗有效率较低。20世纪80年代以前,人们认为强迫症患者不多,实际上情况并非如此。就因为以前没有很好的治疗强迫症的药物,不少患者怕疾病治不好,反而被戴上精神疾病的"帽子",所以不去看医生,不论国内国外都是如此。2019年北京大学第六医院黄悦勤教授牵头开展的全国精神疾病流行病学调查发现,强迫症的终身发病率为2.4%,即约每40个人就有一个强迫症患者。在所有精神障碍中,强迫症的发病率仅次于抑郁症、酒精使用相关障碍和特定恐惧症。随着社会竞争的激烈,特别是疫情引发的应激,以及诊断水平的提高,强迫症的发病率正进一步升高,比精神分裂症高得多!

近年来,由于有了比较有效的抗强迫症的药物,使这些患者有了希望,相继找医生看病,在医生的心目中,强迫症患者似乎也多了起来,于是,这些药物也被划分为一个独立的药物种类。随着药理学研究的进展和医生临床经验的积累,最近认识到,对强迫症有效的药物都能增加突触间隙中5-羟色胺(5-HT)的浓度;还有,凡能阻滞5-羟色胺受体的药物如氯氮平等,都有导致强迫症的可能。

目前临床上常用的也是比较有效的治疗药物有氯米帕明(氯丙米嗪、安拿芬尼、海地芬)。选择性5-羟色胺再摄取抑制剂(SSRIs)也有很好的治疗作用,优点是不良反应较少、较轻,所以和氯米帕明一起都作为强迫症的临床第一线治疗药物。药物的具体介绍及治疗方法如下。

(1)氯米帕明(安拿芬尼):属于三环类抗抑郁药,具有选择性5-羟色胺再摄取抑制作用,其活性代谢产物去甲氯米帕明也具有甲肾上腺素能(NE)回收抑制作用,该药的抗强迫作用较强。用于治疗强迫症的剂量为250~350mg/d,起效时间一般为2~3周,治疗有效后仍需维持治疗3~6个月。

主要不良反应:口干、便秘、头痛、头昏、男性性功能抑制、心动过速、心慌。近年来有报道,氯米帕明与选择性5-羟色胺再摄取抑制剂疗效相当,但氯米帕明通常作为二线用药,用于5-羟色胺再摄取抑制剂治疗无效的患者，这主要是因为其剂量与相关的严重副反应。

（2）选择性5-羟色胺再摄取抑制剂（SSRIs）：目前强迫症治疗的一线药物，其优点是不良反应少，安全性高，没有氯米帕明的抗胆碱能副作用，对心血管的副作用小，较少诱发癫痫发作。不过SSRI用于治疗强迫症的剂量要大于一般的抗抑郁剂量，有时要高出好几倍。

（3）选择性5-羟色胺再摄取抑制剂合并氯米帕明：优点为除治疗强迫症状外，还可改善睡眠及抑郁情绪，减少任一种药单独使用的副作用。但仍需注意各自剂量不宜过大，否则可出现血清素综合征等严重不良反应。

（4）抗强迫增强剂：这类药物包括氯硝西泮，除增强抗强迫作用外，还有改善睡眠，减轻焦虑、抑郁的作用，能预防氯米帕明的诱发癫痫副作用。另外碳酸锂与氯米帕明合用也具有增强抗强迫作用。

三环类药物治疗强迫症疗效如何？

三环类抗抑郁药的主要药理作用是对突触前单胺类神经递质再摄取的抑制，使突触间隙去甲肾上腺素和5-羟色胺含量升高，从而达到治疗目的。三环类抗抑郁药常可导致低血压，镇静，口干和便秘等不良反应。

三环类抗抑郁药包括米帕明、阿米替林、多塞平、氯米帕明，三环类抗抑郁药的不良反应较多，耐受性差，过量服用易导致严重心律失常，有致死性。因其临床疗效较好，起效相对较快，对伴焦虑的抑郁患者、严重病例，特别是住院患者仍可选用。

根据长期的临床实践，目前比较肯定的能够治疗强迫症的药物是氯米帕明，至于其他三环类，如丙米嗪或阿米替林，有时虽也能对个别强迫症患者奏效，但是效果并不是很肯定。

氯米帕明治疗强迫症的用法用量如何？

氯米帕明（氯丙米秦、安拿芬尼、海地芬）有较强抑制中枢神经系统内5-羟色胺的再吸收作用。它是第一个被发现可以用于治疗强迫症的药物，也是目前治疗强迫症最常用的药物之一。氯米帕明获得美国食品和药物管理局（FDA）批准用于治疗成年强迫症及儿童和青少年强迫症。

美国（1991）一项500例氯米帕明与安慰剂对照试验的结果表明，氯米帕明日平均剂量为200~250mg时，患者的强迫症状平均减轻了40%，约60%的患者临床上获得明显或显著好转，安慰剂的有效率仅2%，表明强迫障碍这种慢性疾病自发缓解的机会很少。

近年国内有报道认为氯米帕明治疗强迫症有一定疗效，有效剂量为150~250mg/d，服药后第3~4周症状明显改善，显效和有效剂量为70%左右。

氯米帕明首次治疗剂量可以从25mg睡前口服开始，以后逐日增加25mg，1周内日剂量达150mg，分2~3次服。抗胆碱能副反应明显的患者，治疗日剂量可稳定在150~200mg。对氯米帕明的副反应能耐受者，治疗日剂量可增加到250~300mg。一般在达到治疗剂量2~3周后开始显现疗效。

症状好转后，改为维持量，每日50~100mg（缓释片剂每日75mg）。老年患者，开始每日10mg，逐渐增加至每日30~50mg（约10天），然后改维持量。

在达到最高剂量之后3~4周仍无效果者，可考虑改用或合用其他药物。有的患者显效较慢，直到治疗开始后8~12周才达到最大效果。治疗有效的病例，整个治疗时间不宜短于6个月。过早减药或停药常导致复发。部分患者需长期服药才能控制症状。

怎样应对氯米帕明引发的不良反应？

氯米帕明引发的不良反应有轻微乏力，困倦，头晕，口干，口苦，便秘，食欲不振，视力模糊，排尿困难，体位性低血压，心电图改变；偶有皮肤过敏反应及肝功能异常。高龄、青光眼、前列腺肥大的患者慎用，不宜与单胺氧化酶抑制剂和抗胆碱能药物合用。

虽然氯米帕明的副反应比较多，但是由于疗效比较显著，而且价格非常低廉，所以本品仍然是治疗强迫症的首选药物。许多患者出现药物不良反应后就停药，以致治疗不能正常进行下去，失去了一次控制缓解病情的机会。事实上许多不良反应也是可以防范的。

口干是服氯米帕明最为普遍的不良反应。需提醒的是，口干并不一定是体内缺少水分，所以大量饮水往往无济于事。从药理学层面分析，口干是由于氯米帕明的抗胆碱能作用抑制了唾液的分泌，大量饮水并不能促进唾液分泌。为了解决口干问题，可口含一些酸性食物，如酸梅、柠檬等，则可刺激唾液分泌，缓解口干症状。也可用水漱口，但不要喝下去，口腔就会感到湿润而舒适。

便秘也是不良反应之一。所以连续3天无大便者应在医师的指导下选用润肠通便药物促使大便通畅。多吃富含纤维素的蔬菜，如青菜、菠菜、芹菜等。多喝水也有益于大便通畅。

出现四肢抖动、坐立不安（静坐不能），可能是椎体外系反应，一般加用盐酸苯海索（安坦）口服，手抖、坐立不安等不良反应就能减轻或消失。

体位改变时小心体位性低血压。在卧姿、坐姿位起立时应动作缓慢一点，这样可以防止体位性低血压。心率加快时可服用普萘洛儿（心得安）。

什么是选择性5-羟色胺再摄取抑制剂？

选择性5-羟色胺再摄取抑制剂（SSRIs）是20世纪80年代开发并试用于临床的一类新型抗抑郁药物。目前常用的有5种：氟西汀、帕罗西汀、舍曲林、氟伏沙明和西酞普兰，被誉为"抗抑郁药的五朵金花"。在国外，这类新型抗抑郁药正逐渐替代三环类抗抑郁药，成为治疗抑郁症的首选药物。近年发现，此类药物治疗强迫症也比较有效，与氯米帕明（安拿芬尼）

一起，目前被认为是治疗强迫症的第一线药物。

这类抗抑郁药的特点是药理作用机制单一，因为这是第一代有选择的、人工合成的、单一作用的抗抑郁药物。这类药物选择性抑制突触前膜对5-羟色胺（5-HT）的回收，对去甲肾上腺素能（NE）影响很小，几乎不影响多巴胺（DA）的回收。在治疗抑郁症、强迫症时，其他的药理作用就成了副作用。因此，选择性5-羟色胺再摄取抑制剂不但有抗抑郁、抗强迫作用，可以治疗抑郁症、强迫症，而且不良反应少而轻，对心脏没有毒性作用，也没有镇静作用，药物过量也没有什么危险，安全性高。唯一不足之处为价格偏高。

这类药物的适应证不单是抑郁症，还包括强迫症、惊恐症和贪食症等。特点还有：其抗抑郁作用与三环类抗抑郁药（阿米替林、氯米帕明、麦普替林等）相当，但对严重抑郁的疗效可能较之小得多；半衰期长，多数只需每日给药1次，疗效在停药较长时间后才逐渐消失；心血管和抗胆碱副作用轻微，过量时较安全，前列腺肥大和青光眼患者可用。

不良反应主要包括恶心、腹泻、失眠、不安和性功能障碍，多数副作用持续时间短，呈一过性，可产生耐受。其剂量单一，治疗剂量与维持剂量相似，服用方便（每日1次），患者服用依从性高。唯一不足的是价格偏高。与其他抗抑郁药合并使用常常增强疗效，但应避免与单胺氧化酶抑制剂（吗氯贝胺等）等合用，否则易致5-羟色胺过多的综合征。

5-羟色胺与去甲肾上腺素再摄取抑制剂也能治疗强迫症吗？

能！5-羟色胺与去甲肾上腺素再摄取抑制剂的代表药物为文拉法辛和度洛西汀，具有5-羟色胺和去甲肾上腺素双重摄取抑制作用，在高剂量时还产生对多巴胺摄取抑制作用。对M1、H1、α1受体作用轻微，相应的不良反应亦少。此药物特点是疗效与剂量有关，低剂量时作用谱和不良反应与SSRIs类似，剂量增高后作用谱加宽，不良反应也相应增加。

哪些药物对性功能没有影响？

5-羟色胺2A受体拮抗剂及5-羟色胺再摄取抑制剂的代表药物为曲唑酮，特点是镇静和抗焦虑作用比较强，没有SSRI类药物常见的不良反应，特别是对性功能没有影响。

可以选用氟西汀治疗强迫症吗？

氟西汀是一种选择性5-羟色胺再吸收抑制剂（SSRI）型的抗抑郁药，其药物形态为盐酸氟西汀，常见商品名为"百优解"。在临床上可用于成人抑郁症、强迫症和神经性贪食症的治疗，对部分强迫症患者有较好疗效。

氟西汀治疗强迫症有哪些注意事项？

对于正在使用单胺氧化酶抑制剂（MAOI）等药物者，应禁用氟西汀。对于肝功能不全者，适当减量。华法林这种靠着肝脏代谢的药物。它会增加这种药物在血液中的浓度，从而容易造成药物中毒。若要停药应需缓慢停药，否则可能出现类似流感症状：头痛，疲劳，头昏眼花，不安，焦虑，发抖，失眠，浑身酸痛等。遵医嘱，勿要自行增减药物。

氟西汀治疗强迫症有哪些副作用？

服用氟西汀的常见副作用有：胃肠道功能紊乱（如恶心、呕吐、消化不良、腹泻、吞咽困难等），厌食，头晕、头痛，睡眠异常，疲乏；也有部分患者出现性功能障碍、视觉异常，极少数对于该药严重敏感者可出现呼吸困难、全身或局部过敏等等。

可以选用帕罗西汀治疗强迫症吗？

帕罗西汀也是一种选择性5-羟色胺再吸收抑制剂（SSRI）型的抗抑郁药，其药物形态为盐酸帕罗西汀，常见商品名为"赛乐特""乐友"等。适用于治疗各种忧郁症及各种焦虑障碍，对强迫症也有非常好的疗效。

帕罗西汀治疗强迫症有哪些注意事项？

使用帕罗西汀治疗时应注意，停用单胺氧化酶抑制剂2周以上才能服用帕罗西汀，应慎重且逐渐增加剂量，亦不可与单胺氧化酶抑制剂合用。癫痫或有躁狂病史的患者慎用。该药用于妊娠妇女不安全。禁与任何选择性5-HT再摄取抑制剂或单胺氧化酶抑制剂联用。服用抗凝血药物的患者慎用帕罗西汀。突然停药可能引起较明显的停药反应，应遵医嘱，勿要自行增减药物。

帕罗西汀治疗强迫症有哪些副作用？

帕罗西汀常见的副作用有：口干、便秘、食欲减退、打哈欠；严重者可有恶心、腹泻、呕吐、出汗嗜睡、眩晕、震颤等。多数可在服药一段时间后缓解，少数患者可出现失眠或兴奋、视力模糊、性功能障碍、高血压、胆固醇水平升高、体重增加、异常的梦境（包括梦魇）、头痛、情绪不稳定、心动过速、瘙痒、关节痛、耳鸣等症状。

可以选用舍曲林治疗强迫症吗？

舍曲林属于选择性血清素再吸收抑制剂，常见商品名为"左洛复"。本品可选择性抑制中枢神经系统对5-羟色胺的再摄取，从而使突触间隙中5-羟色胺浓度增高，发挥抗抑郁、抗焦虑作用。适用于治疗抑郁症和强迫症，也是临床上治疗强迫症较常使用的药物之一。

舍曲林治疗强迫症有哪些注意事项？

对本品高度敏感者、严重肝功能不良者禁用。肾功能不良、孕妇、哺乳期妇女不宜使用。有癫痫病史者慎用。服用本品者不应驾驶车辆或操作机器。不宜与MAOI合用。停药时要逐步减量，不可突然停药，以免出现停药反应。遵医嘱，勿自行增减药物。

舍曲林治疗强迫症有哪些副作用？

舍曲林耐受性较好，不良反应少，常见副作用主要为胃肠道不适：腹泻、稀便、口干、消化不良和恶心、失眠、厌食等；但对于该药物过敏者禁用。

可以选用氟伏沙明治疗强迫症吗？

氟伏沙明具有抑制脑神经细胞对5-HT再摄取的作用，但不影响NA的再摄取。其优点在于既无兴奋、镇静作用，又无抗胆碱、抗组胺作用，因此副作用较少，其药物形态为马来酸氟伏沙明，常见商品名为"兰释"或"瑞必乐"，是临床上常用的治疗强迫症的药物之一。

氟伏沙明治疗强迫症有哪些注意事项？

使用氟伏沙明前若正使用单胺氧化酶抑制剂，应停用2周以上才能使用，应慎重且逐渐增加剂量，亦不可与单胺氧化酶抑制剂合用。可与苯二氮䓬类药物合用，但禁止与MAOI合用。肝、肾功能不良者应减量，并严加监护。癫痫患者、孕妇应慎用。服用本品者应禁止驾驶车辆或操作机器，因有一定的镇静作用，通常夜间服用。

氟伏沙明治疗强迫症有哪些副作用？

氟伏沙明常见的副反应包括：困倦、恶心、呕吐、口干、过敏等，氟伏沙明相对耐受性较好，一般连续服药2~3周后前述不良反应可逐渐消失。

可以选用西酞普兰治疗强迫症吗？

西酞普兰是一种新型的SSRIs，其选择性在同类药物中最高。体外研究显示，西酞普兰能有效抑制5-羟色胺的再摄取，对多巴胺和去甲肾上腺素的再摄取作用很小。西酞普兰（喜普妙）是FDA批准的用于治疗强迫症的药物之一，多个强迫症治疗指南也推荐西酞普兰作为治疗强迫症的一线用药。但需要注意的是，该药抗焦虑作用较弱，焦虑严重的患者用药初期可能需要合并苯二氮䓬类药物。

西酞普兰治疗强迫症有哪些注意事项？

服用单胺氧化酶抑制剂的患者不可同时使用西酞普兰。停用单胺氧化酶抑制剂2周后方可使用。伴肝功能不全的患者应以低剂量开始治疗，并仔细监测。若夜间失眠，则晨间服药，必要时辅以镇静治疗；若日间镇静，则夜间服药。有癫痫病史、双相情感障碍、严重肾功能损害的患者慎用。

西酞普兰治疗强迫症有哪些副作用？

西酞普兰的副作用通常很少，很轻微，且短暂。最常见的副作用有：恶心，出汗增多，流涎减少，头痛，睡眠时间缩短，罕见癫痫、躁狂、体重增加和引发自杀观念和行为。通常在治疗开始的第一或第二周时比较明显，之后会逐渐消失。

可以选用艾司西酞普兰治疗强迫症吗？

艾司西酞普兰为外消旋西酞普兰的左旋对映体，其作用机制是增进中枢神经系统5-羟色胺（5-HT）的作用，抑制5-羟色胺的再摄取。作用更为快速、持久、稳定，是FDA批准的治疗强迫症的药物。研究显示艾司西酞普兰治疗强迫症的疗效与氯米帕明相当，不良反应轻微。有研究显示艾司西酞普兰联合利培酮口服液、阿立哌唑治疗强迫症效果显著。

艾司西酞普兰治疗强迫症有哪些注意事项？

过敏患者禁用。肝、肾功能不全者，有惊厥史或心脏病患者、甲状腺疾病、电解质紊乱、有其他精神疾病（例如双相情感障碍）或自杀念头者应慎用。服药期间不宜操作机器，孕妇或哺乳期妇女应慎用，对婴幼儿的安全性没有临床资料。

艾司西酞普兰治疗强迫症有哪些副作用？

艾司西酞普兰耐受性较好，常见的副作用有恶心、失眠、胃肠道不适、便秘、多汗、口干、疲劳、嗜睡，约2%的患者有头痛、背痛、咽炎和焦虑等。偶见躁狂或低钠血症；罕见体重增加。

可以选用文拉法辛治疗强迫症吗？

文拉法辛（博乐欣、怡诺思）是5-HT和NE再摄取抑制剂（SNRIs）类抗抑郁药物，其不单单只是抗抑郁药，已被FDA批准治疗广泛性焦虑障碍、社交恐惧症、惊恐障碍、创伤后应激障碍等。虽然未获得治疗强迫症的适应证，但有研究表明，文拉法辛与氯米帕明治疗强迫症的疗效相当，不良反应少。有研究提示文拉法辛治疗强迫症的疗效同氟西汀、帕罗西汀、舍曲林相当，不良反应轻微。但较少作为治疗强迫症的首选药物。

文拉法辛治疗强迫症有哪些注意事项？

对文拉法辛过敏及正在服用单胺氧化酶抑制剂的患者禁用本品。某些患者服用文拉法辛后会出现血压持续高。对服用本品的患者，应定期监测血压。若出现血压持续升高，应减小剂量或停药。撤药反应常见，应避免突然停药，宜数周内缓慢减量。癫痫、未服用心境稳定剂的双相情感障碍患者、肝肾功能损害、心脏疾病、高血压患者慎用。孕妇和哺乳妇女慎用。病情不稳定的闭角型青光眼患者禁用。

文拉法辛治疗强迫症有哪些副作用？

常见的副作用为恶心、嗜睡、口干、头晕、神经过敏、便秘、无力等，也有患者出现厌食、视力模糊、射精或性欲障碍、阳痿。在部分患者中可出现血压增高，特别是当剂量大于300mg/d时。因此高血压患者慎用。不良反应与药物剂量增加有关，并随着治疗时间的延长而减少，2周后可明显减轻。

可以选用度洛西汀治疗强迫症吗？

度洛西汀（欣百达）是5-羟色胺和去甲肾上腺素（NE）双重再摄取阻滞剂（SNRI），可归类于抗抑郁药，但不仅限于抗抑郁作用，已被FDA批准治疗抑郁障碍、糖尿病外周神经痛、广泛性焦虑障碍及其他焦虑障碍。度洛西汀治疗强迫症的研究较少，也未获得治疗强迫症的适应证，有研究表明度洛西汀对强迫症有治疗效果，可能对难治性强迫症也有帮助。在其他药物治疗无效时可尝试使用。

度洛西汀治疗强迫症有哪些注意事项？

虽然与文拉法辛相比度洛西汀对血压影响较小，但仍建议测血压，尤其有高血压和高血压风险者在治疗期间应定期监测。肝肾功损害患者、大量酒精滥用患者、闭角型青光眼患者、正在服用硫利达嗪或单胺氧化酶抑制剂患者禁用。心功能损害患者、癫痫病史患者、双相情感患者慎用。妊娠期不推荐使用。缓慢加量，缓慢减药。

度洛西汀治疗强迫症有哪些副作用？

度洛西汀常见的副作用有恶心、腹泻、食欲下降、失眠、镇静、心功能障碍、出汗、血压升高、尿潴留，严重的不良反应有罕见的癫痫、轻躁狂、激活消极观念和消极行为。

可以选用曲唑酮治疗强迫症吗？

曲唑酮是5-羟色胺2A受体拮抗剂及5-羟色胺再摄取抑制剂（SARIs）类的抗抑郁药，已被FDA批准治疗抑郁障碍、失眠和焦虑症。一项曲唑酮与氯米帕明治疗强迫症的对照研究，提示曲唑酮是一种快速、有效、副作用轻、依从性好的抗强迫药物，可以作为一线抗强迫症药物使用。一项曲唑酮治疗强迫症的双盲自身对照试验结果显示曲唑酮对强迫症具有较强的治疗作用，且不良反应轻微。

曲唑酮治疗强迫症有哪些注意事项？

曲唑酮有较好的镇静、催眠作用，不适用于乏力、睡眠过多和难以忍受过度镇静作用的患者。同其他一些抗抑郁药相比，诱发轻躁狂或躁狂的可能性小。肝功能损害患者及儿童慎用。曲唑酮可致心律失常，不推荐使用于心肌梗死恢复期的患者。老年患者须低剂量使用。怀孕前3个月避免使用，哺乳期如发现孩子变得易激惹或过度镇静，应停药或停止哺乳。减药或停药宜缓慢。

曲唑酮治疗强迫症有哪些副作用？

常见的副作用有恶心、呕吐、水肿、视力模糊、便秘、口干、头晕、镇静、疲倦、头痛、共济失调、震颤、低血压、晕厥等。长期治疗偶见窦性心动过缓，罕见皮疹。危及生命或危险的不良反应有罕见阴茎异常勃起、罕见躁狂发作、罕见癫痫发作、罕见激活消极观念和行为。

可以选用碳酸锂治疗强迫症吗？

碳酸锂经常作为一种心境稳定剂，在临床上常用于躁狂症及双相情感性精神障碍。有临床研究证明，碳酸锂是治疗强迫症的增效剂或强化剂的一种可选药物。有文献报道称碳酸锂与5-羟色胺再摄取抑制剂合用对难治性强迫症有一定的治疗效果，但到目前为止还存在许多争议。

碳酸锂治疗强迫症有哪些注意事项？

由于碳酸锂治疗作用的发挥是成分中的锂元素，而锂元素的治疗量与中毒量比较接近，所以必须定期对其血浓度进行检测，以防锂中毒。碳酸锂同其他药物合用时，尤其是与心血管药物合用时（如地高辛等），要注意药物的相互作用，有条件时应该随访血药浓度。钠盐能促进锂盐的经肾排除，故用药期间应保持正常食盐的摄入量。每周应停药1日，以保证用药安全。

碳酸锂治疗强迫症有哪些副作用？

碳酸锂治疗强迫症用量为0.5~1.0g/d；初始用药的不良反应有头昏、恶心、呕吐、腹痛、腹泻等。蓄积中毒时，可出现脑病综合征（如意识模糊，震颤，反射亢进，诱发癫痫等）乃至昏迷、休克、肾功能损害，故用药时必须随时严密观察，及时减量。一旦出现脑病综合征，应立即停药，适当补充生理盐水，静脉滴注氨茶碱，以促进锂盐的排泄。

可以选用丙戊酸盐治疗强迫症吗？

丙戊酸盐（丙戊酸镁、丙戊酸钠等及其缓释制剂）跟碳酸锂一样，临床上作为一种心境稳定剂，常用于躁狂症及双相情感性精神障碍，另外可用于治疗癫痫；可与抗强迫药物联合应用治疗难治性强迫症，尤其是带有激惹症状的强迫症。

丙戊酸盐治疗强迫症有哪些注意事项？

由于丙戊酸盐是电压敏感性钠离子通道调节剂，长期大量使用可能导致心脏传导阻滞；其对肝功能也有影响，故需定期进行心电图和肝功能及血小板计数复查。长期用药突然停药可能会诱发癫痫发作，故应逐渐减量直至停药，减药过程中应调整合并用药的剂量。

丙戊酸盐治疗强迫症有哪些副作用？

常见的副作用有：镇静、震颤、头晕头痛、虚弱、腹痛腹泻、恶心呕吐、食欲下降、便秘等。

可以选用米氮平治疗强迫症吗？

可以。米氮平为去甲肾上腺素能和特异性5-羟色胺能抗抑郁剂，近年发现其对强迫症有一定疗效。另一种类似的药物米安色林有类似的作用机制。米氮平主要通过阻断神经中枢突触前去甲肾上腺素能受体，增强去甲肾上腺素及5-羟色胺从突触前膜的释放，从而增强其功能。国内有研究称，米氮平与氟西汀（百优解）治疗强迫症对照研究中，每组各27例，疗程8周，评定两组的Y-BOCS，HAMA，MAMD分值均显著下降，两组间的疗效差异无显著性，而且米氮平组的不良反应明显少于氟西汀组。可见米氮平可以作为治疗强迫症的选择药物之一。

米氮平治疗强迫症有哪些注意事项？

有癫痫、双相障碍病史、肝肾功能损害、心血管疾病及代谢类疾病（糖尿病）者慎用。警惕发生中性粒细胞减少或缺乏，注意观察发热、咽痛或其他感染征象的出现。避免突然停药，建议数周内逐渐减量至停药。禁与单胺氧化酶抑制剂合用。

米氮平治疗强迫症有哪些副作用？

常见的副作用有口干、便秘、食欲增加、体重增加、过度镇静（如嗜睡等）、头晕、多梦、意识障碍、流感样症状（可能表示白细胞或粒细胞计数低）、低血压。严重的副作用有罕见的癫痫、诱发躁狂或激活自杀观念等，所以需要定期对疗效进行评估及进行必要的常规检查。

可以选用氯米帕明治疗强迫症吗？

氯米帕明又叫安拿芬尼、海地芬等。是第一个被发现可以用于治疗强迫症的药物，也是目前治疗强迫症最常用、最经典的药物之一，对儿童及青少年的强迫症也很实用，通常年龄大于10岁。氯米帕明治疗伴有失眠及焦虑疗效确切，通常起始计量为25mg，临睡前口服，以后逐日增加25mg，一周内日剂量达到150mg，分2~3次服用，在能耐受不良反应的前提下，治疗剂量最大通常为250~300mg/d，起效时间常为6~12周，症状好转后改为维持剂量，50~100mg/d，整个治疗时间不宜短于6个月，症状控制后需缓慢减药，直至停药。过早减少剂量或停药常导致复发，部分患者需长期服药才能控制症状。

氯米帕明治疗强迫症有哪些注意事项？

注意事项有：为避免过度镇静，睡前服用有益；剂量增加可能会诱发癫痫；高龄、青光眼、前列腺肥大患者慎用，大剂量用药时可能导致心律失常、低血压及肝功能异常等，故需要定期的躯体评估及必要的肝功能、心电图及电解质复查。

氯米帕明治疗强迫症有哪些副作用？

服用氯米帕明常见的副作用有轻微的乏力、困倦、头晕、口干、口苦、便秘、食欲下降、视力模糊、排尿困难、出汗、性功能障碍、体位性低血压、心电图改变，偶有皮肤过敏及肝功能异常。

三唑仑的用法用量和注意事项是什么？

三唑仑（海尔神、三唑苯二氮䓬、海洛欣、酣乐欣、三唑安定）为短时间作用的苯二氮䓬类药物，有显著的镇静、催眠作用，作用机制与地西泮相似。该药物作用强而快（15~30分钟），但维持时间较短，用作催眠时后遗作用少。但有反跳性失眠、白天焦虑、记忆障碍等副作用。

适应证：主要用于镇静催眠，特别对入睡困难者更佳，也可用于焦虑及神经紧张等。

用法用量：用于催眠时，口服，每日睡前1次，0.25~0.5mg，疗程由医生定。年老体弱者减半量。

注意事项：常有眩晕、嗜睡、轻度运动失调；偶见日间焦虑；可引起后遗嗜睡现象；停药后可引起失眠反跳。肺心病、肺气肿、支气管哮喘、呼吸功能障碍者、肝肾功能不全、孕妇、老年、儿童及忧郁症患者慎用。急性闭角型青光眼、孕妇、乳妇及重症肌无力患者忌用。

规格：片剂：0.125mg、0.25mg、0.5mg。

艾司唑仑的用法用量和注意事项是什么？

艾司唑仑（舒乐安定、三唑氯安定、三唑氮卓、忧虑定）口服吸收快，入睡迅速。服药1~2小时血药浓度达峰值，维持5~8小时，次日后遗作用不显著，其他副作用也少，临床使用较多。

适应证：适用于焦虑、失眠、紧张、恐惧以及癫痫大、小发作和术前镇静等。

用法用量：

（1）镇静、抗焦虑：口服，1次0.5~2mg，每日3次。

（2）催眠：口服，2~4mg，每晚睡前服。

（3）抗癫痫：口服，每次2~4mg，每日3次。

（4）麻醉前给药：每次2~4mg，术前1小时服。

（5）肌内注射2mg/次。

注意事项：不良反应少且轻微，个别患者偶有疲乏、无力、嗜睡、口干等不良反应，1~2小时后可自行消失。长期应用可产生依赖性，对老、幼、体弱者视病情而减量。孕妇、哺乳期妇女、老年人（尤其是老年高血压患者）慎用。心、肝、肾功能不全者慎用。18岁以下的患者不宜使用。禁忌：青光眼，重症肌无力。规格：片剂、胶囊剂：1mg、2mg。注射液：2mg/2ml。

阿普唑仑的用法用量和注意事项是什么？

阿普唑仑（佳静安定、佳乐定、甲基三唑安定、三唑安定、甲三唑氯安定、甲基三唑安定）为苯二氮䓬类催眠镇静药和抗焦虑药。

适应证：用于焦虑、紧张、激动，也可作为催眠或焦虑的辅助用药，还可作为抗惊恐药，并能缓解急性酒精戒断症状。对有精神抑郁的患者应慎用。

用法用量：成人常用量：抗焦虑，开始一次0.4mg。一日3次，用量按需递增。最大限量一日可达4mg。镇静催眠：0.4~0.8mg，睡前服。抗惊恐：0.4mg，一日3次，用量按需递增，每日最大量可达10mg。18岁以下儿童，用量尚未确定。

注意事项：对本药耐受量小的患者初始剂量宜小。若出现呼吸抑制和低血压，常提示已经超量或静脉注射过快。要避免长期大量使用，以防止成瘾。

慎用：①中枢神经系统处于抑制状态的急性酒精中毒。②肝肾功能损害。③重症肌无力。④急性或易于发生的闭角型青光眼发作。⑤严重慢性阻塞性肺部病变。⑥驾驶员、高空作业者、危险精细作业者。

服用本药期间不宜饮酒。药物中的某些成分可诱导肝药酶，从而加速本药在肝脏的代谢清除。吸烟者需加大本药剂量，才能与不吸烟者达到同等程度的治疗效果。

孕妇及哺乳期妇女用药：①在妊娠三个月内，本药有增加胎儿致畸的危险。②孕妇长期服用可引起依赖，使新生儿呈现撤药症状，妊娠后期用药影响新生儿中枢神经活动，分娩前及分娩时用药可导致新生儿肌张力较弱，孕妇应尽量避免使用。③本药可以经乳汁分泌，哺乳期妇女应慎用。

儿童用药：18岁以下儿童，用量尚未有具体规定。

老年患者用药：本药对老年人较敏感，开始用小剂量，一次0.2mg，一日3次，逐渐增加至最大耐受量，并密切观察用药后情况。

规格：片剂：每片0.25mg、0.4mg、0.5mg、1mg。胶囊：0.3mg。

劳拉西泮的用法用量和注意事项是什么？

劳拉西泮定（氯羟安定、氯羟二氮䓬、氯羟去甲安定、罗拉、洛拉酮、苏拉西泮）为中效的苯二氮䓬类中枢神经抑制药，可引起中枢神经系统的不同部位的抑制，随着用量的加大，临床表现可自轻度的镇静到催眠甚至昏迷。本品作用与地西泮相似，但抗焦虑作用较地西泮强，诱导入睡作用明显。口服吸收良好、迅速。

适应证：用于镇静、抗焦虑、催眠、镇吐等，可单独用于镇吐，作为癌症患者辅助止吐药。半衰期为15小时。

用法用量：

（1）口服：每日1~4mg，最大剂量可达每日10mg，老年及虚弱患者，每日不超过3mg。①抗焦虑：推荐初始剂量为每次1~3mg，每日2~3次。②镇静催眠：睡前服2~4mg。

（2）静脉注射：①用于癌症化疗止吐化疗前30分钟，静脉注射2~4mg，与奋乃静合用效果更佳。必要时每隔4小时注射2mg。②癫痫持续状态：静脉（或肌内）注射，1~4mg。

注意事项：有头晕、嗜睡等；大剂量偶见有上呼吸道阻塞。

规格：片剂：每片0.5mg，1mg，2mg。注射液：2mg（2ml），4mg（2ml）。

地西泮的用法用量和注意事项是什么？

地西泮（安定、苯甲二氮䓬）为苯二氮䓬类抗焦虑药，具有抗焦虑、镇静、催眠、抗惊厥、抗癫痫及中枢性肌肉松弛作用。

适应证：①焦虑症及各种神经官能症。②失眠。③抗癫痫：与其他抗癫痫药合用，治疗癫痫小发作和大发作。静脉注射安定是控制癫痫持续状态的首选药物。④治疗各种原因引起的肌肉痉挛现象。⑤曾试用于室性心律失常（静脉注射10~20mg），约2分钟后即使室性异位搏动和颤动恢复为窦性心律。

用法用量：

（1）成人常用量：抗焦虑，一次2.5~10mg，一日2~4次；镇静，一次2.5~5mg，一日3次；催眠，5~10mg睡前服；急性酒精戒断，第一日一次

10mg，一日3~4次，以后按需要减少到一次5mg，每日3~4次。

（2）小儿常用量：6个月以下不用，6个月以上儿童，每次0.1mg/kg，每日3次。

注意事项：

（1）对苯二氮䓬类药物过敏者禁用。

（2）癫痫患者突然停药可引起癫痫持续状态。

（3）严重的精神抑郁可使病情加重，甚至产生自杀倾向，应采取预防措施。

（4）避免长期大量使用而成瘾，如长期使用应逐渐减量，不宜骤停。

（5）对本类药耐受量小的患者初用量宜小。以下情况慎用：①严重的急性乙醇中毒，可加重中枢神经系统抑制作用。②重度重症肌无力，病情可能被加重。③急性或隐性发生闭角型青光眼可因本品的抗胆碱能效应而使病情加重。④低蛋白血症时，可导致易嗜睡、难醒。⑤多动症者可有反常反应。⑥严重慢性阻塞性肺部疾病，可加重呼吸衰竭。⑦外科或长期卧床患者，咳嗽反射可受到抑制。⑧有药物滥用和成瘾史者。

（6）孕妇、妊娠期妇女、新生儿禁用或慎用。

规格：片剂：每片2.5mg，5mg。注射液：每支10mg（2ml）。

氯硝西泮也能用于强迫症的治疗吗？

氯硝西泮（氯硝安定、氯硝基安定、利福全、氯安定）为苯二氮䓬类药物，其作用类似地西泮及硝西泮，但抗惊厥作用比前两者强5倍，且作用迅速，疗效稳定。氯硝西泮具有镇静安眠作用，常用于失眠症。长期服药可产生耐受性。

2008年有报道，双盲安慰剂对照试验提示氯硝西泮除有抗强迫作用外，还具有抗焦虑、催眠及中枢性肌肉松弛作用，可以改善睡眠，减轻焦虑、抑郁情绪。与氯米帕明合用，可以预防氯米帕明诱发癫痫发作的作用。口服吸收迅速，1~2小时达峰血浓度，作用可持续6~8小时。

国外有研究证实，对氯米帕明治疗无效的患者换用氯硝西泮后，40%的患者有效，但对照研究未显示有效。氯硝西泮可强化SRI治疗强迫症的疗效，这在病例系列、双盲、安慰剂-对照交叉试验中均已证实。

用法用量：口服，应从小剂量开始，根据病情逐渐增加剂量，直至有效剂量为止。初始量：1日0.5~1mg，分2次服。以后逐渐增加，每2~3日增加0.5~1.0mg，维持量：广泛性焦虑，0.5~4mg/d，分2~3次服用。惊恐障碍，1~3mg/d，分2次服用。

注意事项：使用本品，剂量必须逐渐增加，以达最大耐受量。因各种原因需停药者，应逐渐停药，突然停药可引起癫痫持续状态。最常见的不良反应为嗜睡、共济失调及行为紊乱如激动、兴奋、不安、出现攻击行为等；有时可见焦虑、抑郁等精神症状以及头昏、乏力、眩晕、言语不清等。少数患者有多涎、支气管分泌物过多。偶有皮疹、复视及消化道反应。长期用药体重增加。嗜睡在用药过程中可渐消失，但也有因此而被迫停药者。如与巴比妥类或扑米酮合用，嗜睡反应增强。行为紊乱常需减量或停药。有报告，在治疗小发作时有可能加重大发作，故用于合并大发作的患者时，应配合使用控制大发作的药物。动物实验表明，本品有致畸作用，孕妇用药是否安全尚未肯定。本品与巴比妥类、苯妥英钠与硝基安定合用时，宜从小剂量开始。长期（1~6个月）服用可产生耐受性。

丁螺环酮也能用于治疗强迫症吗？

丁螺环酮是氮杂螺环癸烷双酮类抗焦虑剂。同碳酸锂一样，丁螺环酮对于难治性强迫症的疗效也存在争议。一般认为，该药对于强迫症的核心症状无效但是对强迫症伴有的焦虑症状效果明显。

用法用量：初始剂量5mg，2~3次/日。根据用药反应逐渐增加剂量，每2~3天增加5mg。最大剂量60mg/d。

注意事项：①可能出现中枢神经系统反应，如眩晕、头痛、头晕、耳鸣、兴奋。②肝、肾功能不全者慎用。③肝功能衰竭和癫痫患者禁用。

治疗强迫症为什么常合用安定类药物？

强迫观念和强迫行为是患者精神痛苦或心理冲突的根源，是治疗的基本目标。由于常用的治疗强迫症的药物起效缓慢，在初始治疗期间，患者的情绪往往极度焦虑、烦躁不安、抑郁等，迫切希望医生能尽快将他们从病痛中解救出来，强烈的情绪反应常引发各种生理功能障碍，如失眠、心悸、焦虑、腹泻或便秘等自主神经功能失调的症状。如果能同时联合应用安定类抗焦虑药物，不仅对稳定情绪大有好处，同时也能明显地改善心悸、失眠等症状，大大增加患者对治疗的信心，所以在一定的程度上短期应用安定类药物，能使患者更快速走向康复。

哪些安定类药物治疗强迫症效果比较好？

安定类药物属于抗焦虑药，化学结构上都含有苯二氮䓬，故被称为苯二氮䓬类药物。由于此类药物疗效好，不良反应少，安全性高，所以临床上被广泛使用，是抗焦虑、镇静催眠的主要药物；安定类药物按时间长短可分为短效、中效、长效3种。由于长效类苯二氮䓬类药物半衰期长，起效缓慢，作用时间长，不容易产生依赖性，所以治疗强迫症的效果要好于短效类的；另外中效类的作用次之，也可适当选用；常用的长效类有：氯硝西泮、地西泮、氟西泮、硝西泮；中效类的有：阿普唑仑、劳拉西泮等。

安定类药物治疗强迫症有哪些注意事项？

选用安定类药物是强迫症治疗的辅助手段，主要用于缓解患者的焦虑症状，能起到很好的镇静催眠作用；但由于长期使用此类药物有一定的成瘾性，且只能在一定程度上缓解症状，故其只能作为抗强迫的增效药物。可以采取个性化的给药原则，在起效后，尽量在2周左右减少药物用量，一般不超过6周，选择耐受性较好的长效类药物，从小剂量开始给药，以减少其成瘾性，停药要缓慢，以避免反跳或加重原有症状等。安定类药物之间的联合应用并不能提高疗效，反而会引起药物蓄积，带来更多的不良反应，故一般不采用两种药物合用。由于苯二氮䓬类药物会降低肌张力，在老年患者中尤其要注意防止跌倒。慎与酒精同用，肝肾功能不良者、重症肌无力、青光眼、慢性阻塞性肺部病变及驾驶、高空作业、危险精细作业者慎用。

安定类药物治疗强迫症有哪些副作用？

常见的副作用：嗜睡、口干、头昏、乏力、记忆力下降、多梦、言语不清、共济失调（走路不稳），偶有皮疹、呼吸道阻塞，大剂量时可能导致呼吸抑制等中毒现象；骤然撤药可能会诱发焦虑如坐立不安、激越、易怒、恶心、多汗、震颤。

服用一种药物无效后怎么办？

强迫症患者在急性期规律服用一种药物持续足量足疗程（一般是6~8周）以后，若疗效不显著，可以根据具体病情换用同一作用机制的另一种药物或者是不同作用机制的药物。待疗效显现后还需巩固维持治疗。但在采取药物治疗之外，最好合并进行心理治疗，能够起到更好的疗效，并能明显降低强迫症的复发。

是单一用药好还是联合用药好？

一般强迫症患者在治疗初期建议采用单一用药治疗为主，若在使用一种药物时症状缓解明显，则可继续维持治疗，不需要换药或者是联合用药。若在使用一种药物之后强迫症状仍然明显，或者同时伴有其他症状可以尝试合并用药（如非典型抗精神病药，苯二氮䓬类等）。所以，究竟采用单一用药还是联合用药，需要视病情而定。

什么情况下强迫症状可用抗精神病药治疗？

首先应明确，强迫症肯定有强迫症状，但是有强迫症状的不一定都是强迫症。精神分裂症、抑郁症、焦虑症等可以出现强迫症状。尤其是精神分裂症，更可在疾病的早期及经药物治疗后的恢复期，出现颇似强迫症的强迫思维、强迫行为和情绪，常使人以为诊断有误，而撤去抗精神病药物，单用抗强迫药物。结果不仅不能改善强迫症状，反而又出现了精神分裂症常有的幻觉和妄想等症状。所以在这种情况下，应首先使用抗精神病药物。如果幻觉妄想等精神症状被控制，而强迫症状成了突出的问题时，必须联合抗强迫症的药物。另外，对一些虽主要表现为强迫症状的强迫症患者，但经抗强迫治疗效果不明显，或一些精神分裂症疑似者，如表现为思维怪异、行为异常、情感淡漠、强迫内容荒诞离奇等，医生常联合使用抗精神病药物，一般会收到较好的疗效。近年还有报道，一些难治性强迫症患者，尽管经多方会诊诊断明确无疑，但是服用第一线抗强迫症药物病情不但未能控制，而且情绪激越不可遏止，冲动毁物，思维怪异，给予利培酮、奥氮平等新型抗精神病药物，不但精神症状控制了，强迫症状也有一定程度的改善。一些难治性强迫症患者在服用5-羟色胺再摄取抑制剂后，加用一些新型抗精神病药物，症状可得到不同程度的改善。这些新型抗精神病性药物主要有培酮（维思通、卓菲）、喹硫平（思瑞康、启维、舒思）、阿立哌唑（奥派、博思清）和奥氮平（悉敏、再普乐）等。

新型抗精神病药物利培酮治疗强迫症的报道有哪些？

利培酮（维思通、卓菲）是第一个继氯氮平之后获得美国FDA批准的SDAs抗精神病药。1994年在美国、欧洲上市，1997年进口我国。口服用药后，生物利用度为70%~82%，在肝脏内主要经CYP2D6代谢为9-羟利培酮，9-羟利培酮与母体药物有同样的药理作用。

双盲研究证实，利培酮（1~2mg，2次/天）能强化SSRI治疗难治性强迫症，即对两种SSRI或一种SSRI和氯米帕明足量足程（10~12周）无效的强迫症。国内一项开放研究将60例强迫症患者随机分为治疗组和对照组，治疗组给予氟西汀合并利培酮治疗，对照组只给予氟西汀治疗，疗程8周。结果在治疗第2、4、6、8周末，治疗组疗效优于对照组，尤其是对强迫思维疗效更好，具有显著性统计学意义（$P < 0.05$）。

用法用量：1~4mg/d。

不良反应：为剂量相关性锥体外系不良反应和催乳素水平增高，其他常见的不良反应包括镇静、头晕等。

服用利培酮有哪些须知？

利培酮（维思通）是目前精神科门诊和病房最常使用的抗精神病药之一。但是每当和家属谈及药物治疗时，他们常会表达出对用药的担忧，担心药物的副作用，害怕"上瘾"，更担忧把人给吃"傻"了。鉴于利培酮已在我国有长达十年之久的应用经验，笔者现将利培酮治疗尤其是应用于女性患者需注意的情况作一介绍。

利培酮于20世纪80年代初期合成，其化学结构由氟哌啶醇和利坦舍林组合而成，后者无抗精神病作用，但能减轻神经阻滞剂的神经毒性作用，因此利培酮是一种不良反应较轻、效果较好的抗精神病药。利培酮主要用于治疗急性和慢性精神分裂症以及其他各种精神病性状态的明显的阳性症状（如幻觉、妄想、思维紊乱、敌视、怀疑）和明显的阴性症状（如反应迟钝、情绪淡漠及社交淡漠、少语），也可减轻与精神分裂症有关的情感症状（如抑郁、焦虑、负罪感）。1993年利培酮首先在英国和加拿大上市，1994年被美国FDA正式批准为治疗精神分裂症的一线用药，1997年在我国上市。2002年获得美国FDA批准用于精神分裂症的长期维持治疗。利培酮目前还常被用于治疗双相情感障碍的躁狂发作。

利培酮的治疗原则与常规抗精神病药物相似，研究发现其最适剂量为每日2~6mg，一般不超过10mg，每日1次或分2次服用。成人起始剂量为每日1mg，在1周左右的时间内逐渐增加到每日2~4mg，第2周内可逐渐加量到每日4~6mg，此后可维持该剂量不变，或根据个人情况进行调整，通常在用药8周时，多数患者的症状会有改善。若疗效不充分，可考虑将剂量增加到8mg/d。当患者症状缓解后可在继续服用治疗剂量1~2个月后，根据病情逐渐减量，直至维持剂量（一般为治疗剂量的1/2~1/3）。目前国内外普遍认为精神疾病在症状缓解后要坚持服药至少半年，对于精神分裂症患者建议初次发作后维持用药2~5年可明显降低复发风险。抗精神病药包括利培酮在内均无成瘾性，在患者精神症状完全消失后能恢复正常的工作和生活。

同所有抗精神病药一样，利培酮也存在一些药物不良反应，但与其他传统抗精神病药相比，较少引起锥体外系症状（如震颤、僵直、流涎、运动迟缓、静坐不能、急性肌张力障碍等），或锥体外系症状通常较轻，一般可通过降低服药剂量或给予抗帕金森病的药物（如安坦）缓解。

对于女性患者，更值得一提的是利培酮可引起内分泌系统变化。和传统抗精神病药一样，利培酮可刺激催乳素分泌，能引起与剂量相关的血浆催乳素水平的增加，其相关症状为：溢乳、月经失调、闭经、性欲改变、体重增加、水肿等。对于以上症状，一般在减少药物剂量后会得以减轻或消除。50岁以下的女性患者如超过3个月未行月经，在排除妊娠的情况下，应及时处理，给予调经药物如益母草冲剂、肌内注射黄体酮等。由于能引起催乳素的增加，利培酮不能应用于确诊为乳腺癌的患者。患者在服药期间还应避免进食过多，防止体重增加和血糖升高。由于缺乏相关研究，对于怀孕妇女服用该药物是否安全尚无定论，因此孕妇及哺乳期妇女应在医生的指导下权衡利弊后谨慎使用。

新型抗精神病药物喹硫平治疗强迫症的报道有哪些？

喹硫平（思瑞康、启维、舒思）是一种新型有希望的SDAs抗精神病药，由Zeneca实验室开发，分子结构接近于氯氮平和奋乃静。1996年在国外上市，2001年进口我国，属二苯西平类化合物。口服后1~1.5小时达峰浓度，血浆蛋白结合率为83%。消除半衰期6.9小时，服药后48小时达稳态浓度。喹硫平有多种代谢途径，大部分为无活性代谢产物，95%以上以代谢产物排泄，不足1%以原形药排泄，食物和吸烟对代谢无明显影响。老年和肝肾功能损害的患者，药物清除率减低，需要降低剂量30%~50%。喹硫平对5-HT2、H1、5-HT6、α1和α2受体有很高的亲和性，与D2和α受体有中度亲和性，对D1受体只有很低亲和性，对M1和D4受体有极低亲和性。

对多种受体都有阻滞作用，其阻滞5-HT1A，5-HT2A和α2受体与抗抑郁、抗焦虑作用有关，因此喹硫平与抗抑郁剂合用可增强其抗强迫效应。国内一项研究对48例强迫症患者，在服用原抗抑郁药的基础上随机分为喹硫平组和安慰剂组，分别给予合用喹硫平和安慰剂。治疗12周后喹硫平组Y-BOCS评分有显著下降，安慰剂组则无差异；治疗后Y-BOCS评分以喹硫平组显著较低。

用法用量：100~200mg/d。用于强迫症的治疗时剂量不宜过大，且建议晚上服用，对伴有睡眠障碍者更佳。

不良反应：主要是嗜睡、头晕和体位性低血压。此外喹硫平可引起甲状腺激素水平轻度降低，不伴有促甲状腺激素水平升高，这些改变均没有临床意义。对心血管系统无明显影响，偶尔出现QTc间期延长。

注意事项：应慎用于有心血管异常者及老年人。

新型抗精神病药物阿立哌唑治疗强迫症的报道有哪些？

阿立哌唑（奥派、博思清）的药效作用与D2受体及5-HT1A受体的部分拮抗作用和5-HT2A受体拮抗作用有关，它是D2受体部分激动、D1受体激动剂。调节DA与5-羟色胺平衡，通过对5-HT2或D2受体的阻滞和或双重阻滞而发挥抗强迫的增效作用使之功能恢复。另外，阿立哌唑通过肝酶

CYP2D6、CYP3A4灭活。可能与抗强迫药物之间在药代动力学方面有相互作用，致抗强迫药物的血药浓度增加，使抗强迫疗效增加。

国内有一项研究结果显示：40例强迫症患者随机分为阿立哌唑合并氯米帕明组和氯米帕明组，治疗8周后，合用阿立哌唑组Y-BOCS、HAMA、HAMD总分改善均有显著性，治愈率、有效率分别达30%和75%。

用法用量：5~10mg/d。

注意事项：应慎用于心血管疾病（心肌梗死、缺血性心脏病、心脏衰竭或传导异常病史）患者、脑血管疾病患者或诱发低血压的情况（脱水、血容量过低和降压药治疗），有癫痫病史或癫痫阈值较低的情况（如阿尔茨海默病），有吸入性肺炎风险的患者。应警告患者小心驾驶汽车。

新型抗精神病药物奥氮平治疗强迫症的报道有哪些？

由于奥氮平（悉敏、再普乐）对5-HT和多巴胺受体都具有不同程度的亲和力，可以推断奥氮平除作用于5-HT受体外，还可以通过阻断D1受体而抑制直接通路，阻断D2受体引起间接通路脱抑制性兴奋，从而辅助治疗强迫症状。

国外研究证实，当奥氮平（平均剂量为11.2mg/d）强化SSRI治疗难治性强迫症时，46%的患者症状改善≥1/4，38%的患者症状改善≥1/3；当奥氮平（平均剂量为6.5mg/d）用于治疗精神分裂症的强迫症状8周，9例患者中6例有效，3例无效。

国内有一项双盲研究结果显示：对52例强迫症患者，在服用原抗抑郁药的基础上随机分为合用组和对照组，分别给予合用奥氮平和安慰剂，治疗12周，合用组Y-BOCS及MSCPOR评分治疗前后比较差异均有显著性，对照组则无显著性差异；治疗后两组Y2BOCS及MSCPOR评分比较差异有显著性。

用法用量：5~20mg/d。

不良反应：常见不良反应为嗜睡和体重增加。体重增加与用药前体重指数较低和起始剂量较高（＞15mg）有关。少见不良反应：头晕、食欲增强、外周水肿、直立性低血压，急性或迟发性锥体外系运动障碍包括帕金森病样症状，静坐不能、肌张力障碍，一过性抗胆碱能作用包括口干和便秘，另外还有肝脏丙氨酸氨基转移酶和门冬氨酸氨基转移酶无症状的一过性升高，尤其是在用药初期。血浆催乳素深度偶见一过性轻度升高，但与安慰剂无差异，且罕见相关临床表现（如男性乳房增大、泌乳及乳房增大），绝大多数患者无须停药即可恢复正常。

注意事项：禁用于已知对该产品的任何成分过敏的患者，禁用于已知有窄角性青光眼危险的患者。奥氮平慎用于有低血压倾向的心血管和脑血管病患者，肝功能损害、前列腺肥大、麻痹性肠梗阻和癫痫患者亦应慎用。患者在操纵危险性机器包括机动车时应慎用。奥氮平还应慎用于以下情况：任何原因所致的白细胞和/或中性粒细胞降低，药物所致骨髓抑制，嗜酸粒细胞过多性疾病或骨髓及外骨髓增殖性疾病。老年人用奥氮平常见直立性低血压，故65岁以上用药者应常规定时测血压。妊娠期用药应权衡利弊。妇女在服用奥氮平期间避免哺乳婴儿。

强迫症伴发症状的药物选择有哪些？

对伴有严重焦虑情绪者，选用既有抗焦虑、又能抗抑郁作用的药物，如选择性5-羟色胺再摄取抑制剂中的氟伏沙明、帕罗西汀，去甲肾上腺素能和特异性5-羟色胺能抗抑郁药米氮平，5-羟色胺受体拮抗剂及5-羟色胺再摄取抑制剂曲唑酮，三环类中的氯米帕明，选择性5-羟色胺和NE（去甲肾上腺素）再摄取抑制剂文拉法辛。同时可合并苯二氮䓬类药物。

对伴有抑郁症状的患者：常用三环类中的氯米帕明，选择性5-羟色胺再摄取抑制剂中的氟伏沙明、舍曲林、帕罗西汀、氟西汀。

对难治性强迫症[指对两种SSRI或一种SSRI和氯米帕明足量足程（10~12周）无效的强迫症]，可合用卡巴咪嗪（卡马西平）或丙戊酸钠等心境稳定剂或小剂量抗精神病药物，利培酮、喹硫平、阿立哌唑、奥氮平等，可能会取得一定疗效，但要避免使用氯氮平，因该类药物本身易诱发强迫症状，当该药用于治疗精神分裂症时，25%的患者出现强迫症状；而用于治疗强迫症时，可出现一过性的强迫症状恶化，但长期联合SSRI治疗可减少强迫症状。

难治性强迫症：使用两种或以上不同化学结构的抗抑郁药，经足量、足疗程治疗无效或收效甚微，可考虑以下方法：①增加抗抑郁药的剂量至最大治疗量的上限，同时注意监测血药浓度。②合用抗抑郁药和增效剂，如合用锂制剂、丁螺环酮、苯二氮䓬、新型抗精神病药物或抗癫痫药。③合用两种不同类型或不同药理机制的抗抑郁药，如白天服用5-羟色胺再摄取抑制剂，晚上服用三环类药物，推荐方案为SSRI合并氯米帕明；三环类药物与单胺氧化酶抑制剂合用。

强迫症一般需要多久的治疗时程？

急性期：如果用药6~8周仍不见疗效，可改用同类另一种药物或作用机制不同的另一类药物治疗。

巩固期：当治疗4~8周左右的时间以后，患者的症状出现缓解或消失时，应继续服药治疗，以防止症状反复。

维持期：在结束巩固期治疗以后便进入维持阶段，每月随访1次，持续3~6个月，然后每3~6个月随访1次，继续药物治疗至少1年。维持治疗结束后，病情稳定，可逐步终止治疗，注意要缓慢减量，密切监测复发的早期征象，并每月随访，一旦有复发的早期征象，应迅速恢复原有治疗。

一般有2~3次复发的患者要考虑长期或终身服药。

强迫症的药物治疗包括哪三个阶段？

药物治疗是强迫症的最主要治疗方法之一。

根据《中国强迫症防治指南》：强迫症的一线治疗药物有5-羟色胺再

摄取抑制剂（SSRIs），如舍曲林、氟西汀、氟伏沙明和帕罗西汀。二线药物有三环类药物氯米帕明、SSRIs类药物西酞普兰和艾司西酞普兰。

一般来说，强迫症的治疗应包括急性期治疗、巩固期治疗和维持期治疗三个阶段。

（1）急性期治疗：应当选择一种一线治疗药物，尽早开始治疗。一般建议急性期治疗10~12周，足量（处方推荐的较高或最高剂量）足疗程开始。多数患者治疗4~6周后会有显著效果，有些患者10~12周方有改善。经12周急性期治疗疗效不佳者首先考虑增加药物至最大治疗量；仍无效者可考虑联合增效剂、换药治疗或选用其他治疗方法（如心理治疗或物理治疗）。应注意，由于这些药物常在2~4周才见效，所以不要因为一种治疗药物短期使用疗效不明显，便认定为无效而频繁换药。

抗精神病药单药治疗不宜作为强迫症的常规治疗，但SSRIs联合抗精神病药物可以增加疗效。常用药物包括非典型抗精神病药物，如利培酮、阿立哌唑、喹硫平和奥氮平等。与抗精神病药联合SSRIs的方案相比，氯米帕明作为SSRIs的联合用药，疗效较好，但安全性较差，所以一般不作为联合方案的首选。

（2）巩固期与维持期治疗：急性期治疗效果显著者，可进入为期1~2年的巩固期和维持期治疗。研究表明持续治疗能减少患者的复发。完成维持期治疗的患者，经系统评估后可考虑逐渐减药，每1~2个月减掉药物治疗剂量的10%~25%，并严密监测停药反应和疾病是否复发。如果症状波动，则加回到原来的治疗剂量，延长维持治疗时间。

难治性强迫症有哪些成因及对策？

强迫症是一种在病理生理方面极具复杂性的疾病，强迫症患者存在大脑中5-HT系统功能异常，同时大脑中多巴胺和胆碱能系统也参与了部分强迫症患者的发病。

造成强迫症预后不良的因素很多：发病年龄早，强迫思考，症状慢性化，连续性而不是阵发性的病程，有持续的社会心理因素，某些性格也可能导致不良的预后，包括：边缘性人格、分裂样人格、逃避型人格。对难治性的病例，首先要考虑是否诊断错误，常常有人把精神分裂症、强迫型人格误诊为强迫症，儿童顽固性的强迫症状往往是儿童精神分裂症的早期表现，必须特别注意；其次是治疗不当，有很多患者一次门诊后相隔很长时间再来，造成药物使用未达到治疗量，还有些患者自觉症状好转就匆忙停药。

对于难治性强迫症病例，首先要重新评估/诊断患者的强迫症，确诊强迫症后要积极治疗，确保药物足量、足疗程，选择药物治疗和心理治疗联合。其次，要教育患者强迫症是一种慢性病，要持续治疗、不要断药，药物可缓解症状，改善生活质量，只要坚持服药，数年后病情一定能有某种程度的改善。

抗强迫症药物是否会导致怀孕畸形或影响哺乳？

一般来说，抗强迫症的药物导致畸形的概率不高，不过还是要与主治医师探讨怀孕期间的用药原则。若父亲服用抗强迫症药物，则无须担心药物对胎儿的影响。

抗强迫症药物会经过母亲的血液，通过胎盘传胎儿，所以为了安全起见，在母孕期要停用抗强迫症药物，但也要视母亲的病情严重程度而定。

若哺乳妇女同时服用抗强迫症的药物，少量药物将经由乳汁传递给婴幼儿。但是不会对婴幼儿产生伤害，但为了安全起见，还是不鼓励母乳喂养，可以改用人工喂养。

强迫症患者会不会自己痊愈？

根据国际上的文献报道，强迫症自动缓解或痊愈的可能性比较小。11%~14%的患者会有完全缓解的间歇期，33%的患者病情波动起伏，54%~61%的患者症状逐渐发展严重。强迫症还是应该早发现早治疗，这样预后比较好，否则病情越来越严重，治疗就越困难。

强迫症患者是否需要住院治疗？

一般而言，强迫症患者是不需要住院治疗的。对于那些有非常严重的强迫清洗行为的朋友，还有强迫引发严重的抑郁，有自杀倾向或者可能伤害他人的朋友，可以选择住院治疗。

通过正规治疗后，强迫症能够痊愈吗？

强迫症的痊愈并不是指所有症状的完全消失，可能还会残留一部分症状，但这些残留的症状不会再影响我们的生活，也不会再使我们那么痛苦了。如果你一定要追求所有症状的彻底消失，那可能会大失所望的。这可能还是你内心深处的完美主义在作怪。要知道人的一生中，百分之九十的正常人也偶尔在某个阶段出现强迫症状的。要知道这世界上没有什么是十全十美的，"月有阴晴圆缺，人有悲欢离合"，要学会顺应自然，因此，强迫症患者应该对自己的疾病应该采取接受的态度，对强迫症状采取不抵抗的措施，只有"和平共处"才会减轻焦虑和痛苦。

难治性强迫症怎样治疗？

强迫症本身是一种难治性疾病。强迫症患者并无治愈者，所期望的最好的预后就是经行为治疗使某些症状暂时缓解，经药物和神经外科治疗使症状部分缓解。强迫症状严重或伴有强迫人格，以及遭遇较多生活事件的患者预后差。部分患者的症状呈间歇性发作，每次持续6个月~2年，其后完全缓解若干年，经历较大的生活事件后症状易复发。

难治性强迫症患者共病多，其中有发音和运动抽动的患者占20%。抑郁是强迫症中最普遍的继发诊断。大约50%的强迫症患者有过抑郁发作。

对于这些患者，有效治疗强迫症常可导致抑郁症状的改善。强迫症患者也有较多的惊恐发作、继发性广场恐惧、社交恐惧及乙醇和其他精神活性物质滥用。在强迫症患者中人格障碍的患病率高达50%~70%。最常见的人格障碍有回避型人格障碍、依赖型人格障碍、边缘型人格障碍、表演型人格障碍和分裂型人格障碍。强迫型人格障碍估计不到6%。其中有分裂型人格特征的患者预后较差。

因此难治性强迫症的治疗难度较大，多采取联合治疗方法，如心理治疗、药物治疗、改良电休克和外科手术等治疗方法。

难治性强迫症的心理治疗多采用哪些方法？

难治性强迫症的心理治疗多采用行为治疗方法。行为治疗能明显缓解的症状包括过分担心污染，以及治疗室中能诱发的行为。行为治疗对那些只有强迫观念的患者最为困难，或只有精神性强迫行为者如计数、缺乏自知力者，以及不能忍受暴露者等均对行为治疗不敏感。精神分析治疗在治疗强迫症患者中亦有成功的报道。对那部分不管症状程度如何但仍能保持适当工作和社交的患者，给予持续的定期的交谈，以热忱的、同情的、鼓励的和建议性的、支持性的心理治疗对维持患者长期的工作能力是非常有益的。森田疗法对强迫观念等神经症的治疗原理主要在于陶冶疑病素质和破坏精神交互作用，要求患者对症状采取"顺其自然"的态度，首先承认现实，不强求改变。一面接受症状，不予抵抗；另一面带着症状从事正常的工作和学习。目前已有不少森田疗法治疗强迫症有效的报道。家庭成员会无意地干扰治疗的成功实施，家庭可促发强迫症状或与患者对抗。在这种情况下，家庭治疗是有帮助的。

怎样选用药物治疗难治性强迫症？

优先使用5–羟色胺再摄取抑制剂（SSRI）治疗强迫症最有效。此类药包括非选择性5-羟色胺再摄取抑制剂如三环类的氯米帕明及选择性5-羟色胺再摄取抑制剂（SSRI）。疗效的系统评价提示，氯米帕明较其他SSRI治疗强迫症更有效。除氟伏沙明外，多中心研究表明高剂量在处理强迫症方面不一定更有效，提示这类药最佳的剂量可能在允许的处方范围的较高剂量的一端。不同于抑郁症，SSRI需在治疗后4~6周才有效，一直用到12周才能决定该药是否有效。停药常使症状在2~3周内反跳，因此，应建议患者坚持服药以达到维持疗效。如果患者在治疗8周后对药物治疗无效，或12周后出现药物反应，临床医师应考虑使用另一种SSRI。如果患者对第二种SSRI无效应试用第三种SSRI，三环类的氯米帕明也可使用。如果患者对SSRI的适当治疗无效应增加第二种药。SSRI与氯米帕明结合应该考虑。氯米帕明和氟伏沙明结合可能明显增强5-羟色胺再摄取抑制作用。此外，低剂量高效价的抗精神病药（如利醅酮、奥氮平、氟哌啶醇等）可用于增强SSRI的治疗，特别是如果患者合并有抽动障碍、抽动障碍的家族史或分裂型人格障碍特征。

对于有明显焦虑的强迫症患者或有癫痫史及有癫痫部分发作症状的强迫症患者，应考虑加入氯硝西泮。在患者服用SSRI至少6~8周后并达到最大耐受量时，应加用小剂量的抗精神病药及氯硝西泮。这些辅助药物在用药1周内就可见到症状改善，适当的辅助性用药应达到4~6周。

能采用外科手术治疗难治性强迫症吗？

神经外科手术是最后一种治疗选择，包括双侧扣带回切除术，边缘白质切除术，内囊前肢切除术及尾状下束切除术。此法可能有一定疗效。患者一般不宜先去看神经外科医师，除非他已经尝试了至少3种SSRI充分剂量的治疗而无改善时，其中之一包括氯米帕明，以及试用了抗精神病药及氯硝西泮作为辅助药物治疗，或试用了一种单胺氧化酶抑制剂（MAOIs）。选择外科手术治疗的患者应经过心理治疗师的足够疗程的行为治疗，最好是在患者接受最佳药物治疗期间。

儿童强迫症篇

◆ 儿童也会有强迫情绪吗?

◆ 什么是儿童强迫症?

◆ 儿童强迫症有哪些特点?

◆ 儿童强迫症的病因有哪些?

◆ 儿童强迫症和遗传有什么关系?

◆ ……

儿童也会有强迫情绪吗？

在我们身边有这样一群孩子，他们总是担心自己会说错话、担心自己会伤害别人、担心自己做出不道德的事情；抿一下嘴唇，想起刚才不小心碰过铅笔，于是反复想自己是不是感染了细菌，会不会"铅中毒"，虽然事实证明身体无恙，但孩子却从此惴惴不安，不能释怀。这就是我们所说的强迫表现，而这种明知不合理、不必要，却对某一事物不能摆脱的过度担心称为强迫情绪。有时伴随着这样的担心，孩子会回避一定的场景，如看到"出殡"，孩子就会感到无法控制的厌恶和恐惧，明知没有必要，仍然极力回避，这种恐惧–回避的行为称强迫性恐怖，是强迫情绪常见的表现形式。

强迫情绪是正常的，任何一个人，不管成人还是儿童都有这样的表现，如果强迫情绪引起的行为比较明显时，就会出现强迫行为。儿童的表现多数是反复折叠手绢、跳格子走路、沿着路沿走、睡觉以前把鞋子摆成一排，等等。

什么是儿童强迫症？

与成人强迫症大同小异，儿童强迫症的表现主要包括强迫观念和强迫行为两方面的内容。

强迫观念是指持续反复的想法、冲动或者画面，它们往往是闯入性的、不合时宜的并且是使人痛苦的，而且有的时候它们并不仅仅是对现实问题的过度担忧"而已"。它包括强迫思想、强迫意向，以及之前所提到的强迫情绪。

强迫行为是反复重复的行为，它可以是一个简单的动作，如听到"3"就一定要跳一下，洗手时一定要打3遍肥皂；也会是一个繁琐的、复杂的过程，如同一个既定的仪式，像电脑程序一样，只有在上一个程序结束后才能进入下一个程序，任何一个程序受到干扰，那么这个过程就"必须"

从头再来。

实际上，儿童的强迫情绪具有两个特点：其一，情绪是"自我"的，儿童会形容这些情绪体验是属于自己的，出于自己的感受，并不是他人所强加的，这一点就与"情感强加体验"相区别，而强加的体验往往是精神病的表现。其二，情绪是"冲突"的，一方面他们感到这样担心是没有必要，只会伤害自己，但另一方面，他们没有办法克制自己的这种担忧与恐惧。

另外一些孩子则会有其他的一些表现，他们会不停地洗手，洗一次手要用掉整整一块肥皂；离开学校后突然想起作业本"可能"落在课桌里，于是一共回去"查看"了三次；觉得"1+1"为什么一定等于2，等于3不好吗？无论是重复动作、反复核查还是无缘无故的穷思竭虑都是一种强迫的表现，具有与强迫情绪同样的特征，是不同形式的自我"挣扎"。医学上，将这些情况称为强迫症，又称强迫障碍，并将其定义为以反复出现强迫观念和（或）强迫行为为基本特征的一类轻型心理问题，而将发生于儿童时期（18岁以下）的强迫障碍归纳为儿童情绪障碍之一，虽然儿童强迫症与成人强迫症之间没有因果联系，但是目前认为两者具有相似的临床表现。

儿童强迫症有哪些特点？

看待儿童永远都不能像看待成年人那样，因为儿童处于特定的生命发育时期，无论是生理（身高、体重、性特征）还是心理（语言、情绪、认知、能力）的发育都处于逐步成熟和完善的过程中。因此，儿童的情绪分化还不完善、不清晰，对自己的情绪感受很难清楚地用语言进行描述和表达。

（1）儿童强迫症最主要的特征在于具有鲜明的年龄特点，与儿童的生理心理发展阶段相一致，比如：学龄前的孩子会不停地想"为什么'妈妈'要叫'妈妈'，不能叫别的"；长大一点孩子会担心"空气中有细菌，我会不会得病"；上了学发现自己总是要把今天上课的内容回想一遍，如果有人打断就"很不开心"，就意味着读书会"不好"，因此就发脾气；到了青春期开始不允许自己想"女孩子的事"，儿童强迫症的表现总是与这一年龄段的基本心理特点相一致。

（2）儿童的强迫症状有局限性，受神经系统发育不成熟的限制，年幼儿童习惯用具体形象思维来表达自己的想法，抽象思维和言语表达能力薄弱，因此有人认为年幼儿童强迫思维不显著，而强迫表象和复杂的仪式动作更突出，就是由于儿童还没有发展出相当的抽象思维能力。随着年龄的增长，强迫症状也会逐渐向成人接近。

（3）儿童的认知水平有限，对事物的认识也没有成人那么理性，有时甚至会出现一些奇异的想法，加上他们不能把自身真实的想法表达清楚，别人的问话也可能让他们感到不解，因此非常容易与儿童精神疾病的症状相混淆。例如当儿童急于要达到某个地方时，他们会说"有一把（飞天）扫帚就好了"，对一个成人来说并不能理解，其实，在儿童眼中就像哈利波特一样容易。童话、传说甚至是游戏中的人物，对儿童来说如同现实一样真实，甚至能构成生活的全部。如果不能理解他们，就可能造成误诊。陈思是一个多动的孩子，但是天生聪明的他从小学一年级开始成绩就名列前茅，直到中学，他发现老师说的，自己越来越听不明白，成绩也越来越差。有一次，张成无意间从他身边走过，陈思突然觉得就是张成把"晦气"带给了自己，让自己的成绩下降。从此，他一看到张成从身边走过，就赶快把张成碰过的地方洗一遍，把"晦气"洗干净。"晦气"是迷信的说法，成人当然不能理解，但是陈思却是典型的"强迫症"，他利用清洗的过程减低了自身对成绩下降的恐惧，如果他的"奇异想法"无限扩大，陈思就很难被他人理解了。

（4）对自己疾病没有认识能力，医学的专业术语是自知力缺乏。这一特点也是与儿童的认知发展水平有关，他们缺乏自我洞悉以及对自我症状的认识能力，对强迫症状带来的痛苦体验不深刻，主动求治或寻求帮助的愿望就不强烈。相对应的，儿童强迫症患儿缺乏反强迫意识者更多。

（5）有学者的观点认为，儿童强迫症的症状没有特异性。也有观点认为儿童和少年强迫症状表现更复杂，如强迫表象、强迫触摸、强迫询问、仪式动作等形式更多，花样更多。

（6）儿童的强迫仪式中把家庭成员牵涉在内的发生率更高。强迫症患儿常常要求父母反复回答一些毫无意义的问题，答案是预定的，直到回答满意为止。这种家长的高度卷入，原因在于儿童的生活环境相对于成人来说更狭窄，他们可以控制的范围有限，而儿童本身的能力也有限，要独立达到一定的目的存在困难，因此需要家人的加盟。如果换一种角度来看，儿童强迫症家庭成员的高度卷入性也体现了症状的功能性，通过一定的强迫模式，儿童达到了对家人的控制，或者通过这样的控制行为达到了"反控制"的目的。

（7）儿童强迫症的共病（同时还有其他心理问题或疾病）较多，伴有更多不典型的症状，这些问题可以概括为内化问题和外化问题。内化问题包括不典型的焦虑、明显的恐惧感、更多躯体主诉。外化问题常见的有注意缺陷多动障碍、品行问题、攻击行为，一种突出的表现是儿童在完成强迫行为或强迫仪式时，如果父母亲不能配合参与或无法确切（按照儿童的意愿）完成时，儿童常常出现烦躁、坐立不定、浑身不适甚至打骂父母。

儿童强迫症的病因有哪些？

关于儿童强迫症的病因，和精神科的很多疾病一样，目前仍然不明确。以下列举了一些可能的病因假设。

（1）生化改变——5-羟色胺（5-HT）缺乏假说。这一假设的支持点在于：①人体血小板内5-HT浓度是与脑内作为神经递质的5-HT浓度相一致的，强迫症患者血中5-HT浓度明显低于正常人。②治疗强迫症有效的氯米帕明是脑内5-HT回收的强力阻止剂，而氯米帕明能有效地改善强迫症症状。

（2）脑影像学研究：CT和磁共振成像技术显示皮质–纹状体–丘脑–皮质环的结构与功能异常与强迫症的发病具有明显的联系。

（3）免疫机制：溶血性 β 链球菌感染后的自身免疫在强迫症的发病中受到了重视，支持点在于强迫症患儿中抗链球菌抗体及抗基底节抗体水平升高，对 B 免疫细胞表面抗原浓度研究也可以发现异常，而应用免疫抑制剂治疗有效。

（4）神经内分泌研究：研究通过青春前期强迫症症状增加，成人女性月经前强迫思维和强迫仪式动作增加，产后出现强迫行为等认为强迫与神经内分泌有关。

儿童强迫症和遗传有什么关系？

和其他精神科疾病一样，目前的研究发现：儿童起病的强迫障碍有更多的精神病家族史，在他们的一级亲属中重性精神病发生率高于成人起病的强迫症患者，强迫症或亚临床强迫表现的终身发生率更高，一级亲属中也存在更多的重复整理行为，因此，目前认为早发型强迫障碍具有家族聚集性，儿童强迫症具有较高的精神病性遗传度。

那么是不是父母患有强迫障碍就一定会影响到孩子呢？应该说，目前的观点认为强迫障碍仍然是遗传和环境相互作用的结果，受多基因的调控，父母发病与儿童之间并没有因果的关系。

从精神分析的角度如何解释强迫症状？

精神分析是心理学中重要的流派之一，精神分析的观点认为：在儿童性心理发展的过程中，强迫症状之所以出现是源于儿童性心理发展"固着"（指由于人格的下一步发展充满着许多危险和焦虑，因而个体的人格发展停滞于现有的阶段，犹如长不大的男孩或女孩）在"肛欲期"，这一时期正是儿童接受大小便训练的时期，儿童被要求去服从外部的超我的要求，在父母亲的要求下，不得不接受约束（压抑本我的满足）。这种本我与超我之间的冲突，在儿童内心引起压抑、焦虑，甚至敌意，强迫症状就是这种冲突的外化表现。

从精神分析的心理防御机制理论来看，强迫症状所涉及的心理机制还包括：退行、孤立、解除、反向形成以及对不容许的性和攻击冲动的置换，这些机制是无意识的，不易被个体所察觉的和不成熟的。

从行为学角度如何认识强迫症状？

行为主义以两阶段学习理论解释了强迫症。

第一阶段根据经典条件反射原理认为，个体在一定情境下，产生强烈的焦虑情绪体验，从而采用了一定强化的方式来应对不适的体验，这种强化行为的反复发生就会产生强迫症状。

第二阶段根据操作性条件反射原理认为，个体在日常生活的某一个行为可以使自己体验到的焦虑水平减轻，对个体来说这种有益的行为就会得到强化，这种强化是个体在经过判断后得出的，最终使这类强迫过程持续重复出现。当一些刺激如文字、表象与初始刺激伴随出现时，更高级别的条件反射建立。

什么强迫情绪是正常的？

小明平时学习成绩一直很好，在一次数学考试结束后，轻松地离开了考场，他对这次考试的过程很满意，心想应该又能得第一。但是一出教室就偶尔听到了同桌说道有一道题目设下的"陷阱"，害得自己差点"上当"。小明心中一沉，知道自己已经错了一道大题。此后的几天，他惴惴不安，明明知道只有一道题目错了，不会有太大的问题，但是总是忍不住想这次肯定"考砸了"，说不定已经"不及格"了。几天后，成绩下来了，小明仍然是第一名，这才让他放下心来。

强迫情绪是指那些明知不合理、不必要，却不能摆脱的过度担忧，然而并不是所有的强迫情绪都意味着患有强迫症。对于每个人来说都可能经历这样的时刻，尤其是那些做事要求完美，又对自身道德要求颇高的孩子，"强迫情绪"恐怕早已成为他们的"老朋友"了；而在儿童道德发展的重要时期，也会较多地出现担心和恐惧，担心没有做到"规定"的那样，担心自己的行为"妨碍"了别人。两者相比，强迫症的强迫情绪更为固着，尤其是在现实证据已经比较充分的前提下，患者也不愿放弃，反复的强迫情绪阻碍了儿童的正常成长进程；而正常人的强迫情绪，往往出现在焦虑的背景下，是有现实指向的，它并不显得那么固执，一旦现实的因素撤销，强迫情绪自然消除，对个体的成长不会造成严重的影响。

那么，什么样的强迫情绪是正常的呢？

一般来说，每个人情绪或行为都或多或少的有一些强迫的色彩，只要强迫情绪或强迫行为没有影响到我们的日常生活和学习，我们就说这种强迫情绪或行为是正常的。从时间上来说，强迫情绪或行为如果不超过6个月，一般我们也认为是正常的，如果超过了6个月，同时影响到生活和学习了，就要考虑可能是强迫症了。

儿童的哪些强迫行为是正常的？

在儿童的不同发展阶段中，我们常常还能观察到儿童这样或者那样的"强迫"行为，这些行为主要以重复行为和仪式化行为多见。将枕头或被子叠放成某种形状、按一定顺序洗漱、一定要把衣服和鞋子放在固定的位置、偏好对称（如两只手分别各拿一个玩具熊）、对玩具和衣服上的小瑕疵的十分注意（如因袖子上的小线头而感到不安）、喜欢以一定的次序安排事物（如坚持不同的食物在碟子上不能互相碰到）。这些童年期行为不仅具有一定的年龄分布特征，而且还具有普遍性特征，是每个孩子都可能经历的过程。这些都提示我们应当从生理的角度来讨论其中的意义。

精神分析角度认为：人的焦虑最早源于婴儿出生时与母体的分离，离开子宫后失去安全的环境，婴儿又没有自我保护的能力，对潜在的危险感到无能为力（即出生创伤），这种创伤是一切焦虑经验的基础，此后的焦虑成为早期经验的重复。随着儿童的成长，与母亲的进一步分离以及与外界环境的进一步接触，年幼的儿童不仅面对着不可控制的环境威胁，同时也开始对自己的身体发生不解和恐惧。他们试图把握自身，控制环境，但是他们所能把握的只有身边的小玩意儿，因此他们不停地玩弄身边的小东西、看已经熟悉的动画片，这也是一种试图把握世界、获得安全感的替代行为。喜欢在相同的环境中做同样的事就是这种替代行为的突出表现。

这些"强迫"行为与强迫症的区别在于：行为具有阶段性、自限性、变化性，并没有强迫症症状那样固着，不可改变；行为本身并不阻碍儿童的正常生理、心理发育；儿童通过这些行为获得安全感而非痛苦感；增加了掌控感而非焦虑感；增长了继续探索世界的勇气而非退缩不前。

儿童强迫症会与哪些疾病共同存在？

儿童强迫症的特点之一就在于它可以与许多儿童常见的精神障碍共病，如抑郁症、惊恐障碍、恐惧症、进食障碍、孤独症、抽动障碍以及抽动–秽语综合征等。也许我们可以归纳为：儿童内/外化问题、强迫谱系障碍、人格障碍以及重症精神科疾病，如精神分裂症。

强迫谱系障碍是近年来提出的以不同疾病对5–HT回收抑制剂一类的药物产生共同疗效为依据的谱系障碍，并且认为这类疾病具有共同的病理生理基础，共包括以下四组：①与体表或体感有关的先占观念，包括：神经性厌食症和人格解体障碍。②冲动控制障碍，包括：病理性赌博、拔毛癖、强迫性性行为、自伤行为、偷窃癖、强迫性购物等。③神经系统疾病，包括：广泛性发育障碍、孤独症、舞蹈症、Tourette综合征。④其他疾病，包括：抽动障碍、分裂–强迫障碍、进食障碍和分离性障碍等。

儿童焦虑症和强迫症有什么区别？

强迫障碍和焦虑障碍同属于儿童情绪障碍，没有像成人一样把两者做一个明确的分割，是因为对于儿童来说，他们的情绪特点具有不明确性，往往给人一种"似乎混合了各种不良情绪色彩"的感觉。而且从精神分析的角度来说，强迫障碍也是源于自身深层的焦虑，只不过是个体采用各种不同的防御方式将自身的焦虑"隐藏"起来。正因为此，焦虑症患者往往以情绪上的改变更引人注意，使他们痛苦的往往是焦虑情绪本身；而强迫症的患者往往把自身焦虑的情绪色彩压抑，自我体验到的是强迫动作或者强迫观念的痛苦感，有时反而很少能体验到自身的焦虑情绪。

另一不同在于，焦虑症儿童焦虑的对象往往是不固定的；虽然强迫障碍的儿童也会有症状的变化，但是相对而言，强迫症状往往较固定。对于强迫症患者来说，他们似乎是在"自我战斗"，他们能感受到他们的担忧是不必要的，但是一定要通过某种形式和自己"作战"；而焦虑症患者则往往不带有这种自我的挣扎感，他们往往接受了"我应该去担忧"的事实。另外通过对强迫症患者症状学的研究发现，强迫障碍不仅有明显的焦虑情绪，而且伴随着意志障碍。

玲玲是一个"容易害怕"的孩子，她数数时不敢数7，每次数到7、17、27或是71等数字，她都默默在心中数，不敢作声；每次吃饭时，如果一个贴着"加菲猫"的长椅子靠在墙边，就一定不敢坐上去；星期六出门时，不敢穿黄色的裙子……对于这些现象，她非常不解，跑来问医生。原来玲玲有个"很凶"的爸爸，有一次星期六出门玩，回家后，爸爸莫名其妙地发脾气，发得很凶，打得玲玲腿上的淤青一个礼拜后才消退，玲玲记得那天自己就穿了一件黄色的裙子，而好几次自己在做有"7"的数学题时，爸爸又会无缘无故打自己。就是这样，多次的巧合使玲玲产生了很多"禁忌"。像玲玲这种害怕一定的数字并且有意去回避是强迫症的典型表现之一，但是玲玲患的却不是"强迫症"，而是一种对以前一些可怕事情的恐惧。

强迫症儿童会有抑郁情绪吗？

焦虑是指向未来的担忧，而抑郁是指向过去的失落，两者就犹如孪生姐妹一样，常常同时出现又同时消失。那么，既然焦虑情绪是强迫障碍的深在体验，强迫障碍的儿童会不会有抑郁体验呢？答案是肯定的。强迫症患者由于长期的自我"战斗"，感到痛苦疲惫，逐渐在生活中丧失快感的体验，从而更容易激发抑郁情绪。不但强迫症患儿会出现抑郁情绪，抑郁症患儿也会出现强迫症状。

不少研究报道了儿童强迫症患者合并存在自责、悲伤或愤怒；抑郁也是强迫障碍常见的共病之一，甚至多达1/4以上的强迫症患者存在抑郁障碍，共病者抑郁情绪明显，更易出现冲动和自杀行为；对强迫症患者的终身研究报道67%的患者一生中曾患抑郁症。

目前抗抑郁药物治疗强迫症的疗效也得到了肯定，而且成为强迫障碍的首选用药，这一点似乎也证明了两者相似的生物基础，由此可见，两者的确存在千丝万缕的联系。

抽动症儿童也有强迫症状吗？

儿童抽动障碍（短暂性抽动、慢性抽动障碍、运动抽动和发声联合抽动障碍）与儿童强迫症之间的关系一直是受到人们重视的，原因在于儿童抽动障碍最常见的共病就是强迫障碍。儿童强迫症发病越早，症状就越接近于抽动-秽语综合征，青少年期发病的强迫症患者在症状上就明显不一样，因此有学者提出抽动-秽语综合征是否是强迫症的一种特殊形式？

自从1957年Kanner首先注意到强迫动作和抽动障碍的相似性后，"强迫障碍共病抽动障碍"已经有了很多相关研究，结果发现24%强迫症患儿合并抽动障碍，60%因强迫障碍治疗的儿童一生中会患有抽动障碍，而50%患有抽动-秽语综合征的儿童会发生强迫障碍；对强迫症患儿家族史的研究也发现，患者一级家属抽动–秽语综合征的共患率更高。在此基础上，有学者提出以有无合并"抽动障碍"来区分强迫症的亚型，结果发现男孩出现两者共病的发生率更高，而共病者的发病也更早；从症状群来说，两个亚型之间的临床表现也不同：共病者有更多触碰、拍打、摩擦、眨眼和凝视的刻板行为，较少出现排序、清洗的刻板行为；从疗效上看，共病者对单独药物治疗的反应更差。关于两者为何同时发生的问题，目前还没有一致的观点，但是从强迫障碍5–HT功能异常假说中可以发现：强迫症患者存在脑干背侧缝核5–HT神经核团功能异常，而该区5–HT功能投射的锥体外系系统则在抽动障碍的发病中起到了非常重要的作用，这一共同的解剖基础可能引导我们找到确切的共病原因。

咬手指甲是强迫症的症状吗？

咬手指甲是常见于儿童发育过程中的行为问题，咬指甲的发生一方面是由于生活习惯不良，但另一方面往往有精神因素的诱因，如家长的争吵、学习成绩的下降等。咬指甲作为儿童应激的一种方式，减低了儿童的焦虑，因而使他们在遇到情绪紧张时无意识地增加了咬指甲的行为频率，通过这种行为使儿童感到更为安全。应该说这是一种普遍的行为，并不属于强迫症的范畴。但是当孩子把咬指甲当成"不得不"完成的仪式化动作，如果不能完成，儿童会伴随着强烈的不安和烦躁时，那么就应当引起重视了。

总而言之强迫症伴随着显著的心理冲突，不能将所有重复发生的行为都一概归属于强迫症状。

孤独症儿童的强迫特点是什么？

孤独症是以儿童社交发育障碍为核心症状的广泛性发育疾病，伴随着言语发育障碍、兴趣狭窄和刻板重复的行为。患儿会要求家中的任何一样物体都必须放在"原来"的位置，不能变动、穿同样的一套服装很久不换、出门走同一条路线；同样他们也有类似于强迫症的奇特仪式，如反复用脚踢房门、向垃圾桶鞠躬等等。当然一旦孤独症儿童的强迫行为被迫终止，他们也会同样表现出不安、烦躁，甚至外化为伤人或者自伤行为。而且由于这类儿童沉浸于自我的世界，表达的能力极差，他们的强迫症状也会非常难以理解，在旁人看来似乎毫无意义，因而难以被理解，更难以被干预，孤独症儿童的反应会更加剧烈。

虽然孤独症和强迫障碍同样会表现出强迫行为，但是却是异质的两类疾病。孤独症是广泛性发育的问题，以社交发育的明显障碍为核心表现，即使伴随出现了强迫症状也仅仅是从属症状；强迫症属于儿童情绪障碍，无论是强迫观念或是强迫行为隐藏的往往是明显的情绪问题，这些问题通过深入访谈是可以理解的，带有神经症色彩的冲突。

值得一提的是，孤独症儿童对表面光滑或者是旋转的物体有特殊的兴趣，他们往往会反复触摸光滑的物体表面，或者注视旋转的电风扇，久久不愿离开，有些甚至用手指比画风扇旋转的样子。

治疗儿童强迫症有哪些药物可以使用？

治疗儿童强迫症，目前比较被认可的治疗药物主要包括既往使用的以氯米帕明为首选用药的三环类抗抑郁药物，疗效确切。该类药物的主要缺点在于副作用明显，因此往往导致用药依从性不佳。常见的副作用包括：口干、胃部不适、便秘、心律不齐、心动过速等，尤其是对心血管系统的副作用是导致儿童强迫症患者不得不停药的主要原因。

较为被认同的药物是5-羟色胺再摄取抑制类药物（SSRI）。该类药物疗效稳定而副作用轻，较适合于儿童青少年使用。对成年人的研究已经证实所有的SSRIs类药物均对强迫症有效，但是帕罗西丁是被禁用于儿童青少年的，因此，实际上只有4类SSRI药物可以被使用，它们是氟西汀、氟伏沙明、西酞普兰和舍曲林，它们对儿童强迫症的治疗效果接近。

对强迫症的儿童如何实施心理治疗？

心理治疗是用于儿童心理问题和儿童精神科疾病的主要治疗手段，尤其对于儿童的情绪障碍，心理治疗的地位更加不容忽视。对儿童抑郁症治疗的研究发现，轻、中度儿童抑郁症患者，心理治疗是最有效的手段，其有效率优于药物的效果，因此应当作为首选。

认知行为治疗（CBT）被认为是目前重要的强迫症心理治疗手段，甚至有人认为这一治疗手段是唯一有效的。认知–行为理论的观点认为强迫症是源自闯入性思维反应的结果，强迫症患者闯入性思维的本质与正常人没有差异，差别在于两者对它的诠释，强迫症患者往往将这种闯入性思维当作是一种暗示，将产生伤害自身或他人的结果；同时他们感到应该为这样的伤害负责（也有人称这一过程为"过度的责任心"，并将其定义为一种防止严重负性结果出现的信念），从而他们将经历负面感受，如焦虑、自责等，最后患者采取保护性动作（形成强迫）。这种对造成伤害可能性以及伤害严重程度的过度评价是认知–行为治疗干预的基础。研究也已经证实，强迫症患儿有更高的责任感以及对危险的过高评估。

在认知行为治疗中，暴露和反应预防是目前最有效的治疗手段，首先将患者暴露在容易产生焦虑的环境中，以反复核查为例，要求患者核查一遍后立即离开现场，患者自然产生焦虑情绪，产生回到现场再次核查的冲动；随即给予支持性处理，帮助患者放松，如通过逐渐放松或想象性放松的方法，达到预防强迫行为反复发生的目的。重复这样的过程，直到患者逐渐适应；还可以布置家庭作业。这一治疗的关键在于找到确切的暴露和预防的靶行为，建立良好的医患关系。

在关于疗效的研究中，美国强迫障碍治疗小组将112名儿童青少年门诊患者随机分为4组，分别给予为期12周的认知–行为治疗（CBT）、舍曲林、CBT联合舍曲林及安慰剂治疗。结果发现，CBT、舍曲林以及两者联合治疗的效果显著；联合治疗的效果缓解率为53.6%，高于单用采用心理治疗（缓解率为39.3%）或舍曲林治疗（缓解率为21.4%），而心理治疗和药物治疗的效果在统计学上是相似的，由此可见药物和心理治疗具有同等肯定的治疗效果。

帮助孩子的疾病，家长应该做些什么？

儿童还处于神经系统、心理发展成熟的关键期，较多也较容易受到环境因素的影响，因此单纯的个体心理治疗并不能起到完美的效果，必须配合家庭治疗的手段，以达到改变儿童生活环境的目的，只有在这样的支持下，对儿童的心理治疗才更有意义。

1962年Kanner发现强迫症儿童多数生活在"父母亲过分要求完美"的家庭。父母的焦虑特质，刻板作风，可以造成子女高焦虑水平，观念和行为缺少灵活和变通性；父母对子女教养方式过分严厉，亲子关系不良；父母亲在教育中过分强调学习的分数和名次，造成子女心理紧张、害怕出错和考试失利，均可助长强迫症的发生。父母抚养教育态度偏差是导致强迫症发生的温床，而通过家庭治疗能解除家庭的"禁忌"、创造宽松的环境、降低儿童的焦虑程度；让父母亲学会欣赏孩子的优点，赞扬孩子的进步，给予孩子更多康复的信心。

除了参与家庭治疗之外，父母亲还应当起配合医生的治疗，监管儿童按时按量服药的重要角色，同时做好观察工作，把用药后儿童的反应如实反映给医生。

生物反馈治疗对儿童强迫症有效吗？

生物反馈技术是通过人体与机器的相互配合，使个体能够体验到"放松和紧张"之间不同的感受，寻找到适合自己的放松方式，最终使他们学会控制自身的"紧张-放松"状态，它对于调节自主神经节功能效果肯定。将生物反馈技术用于强迫症患者的假设支持点在于：对成人的警醒进行的生理测验结果发现，强迫行为发生于自主神经活动水平较高时，通常强迫行为可将自主神经活动水平降低到休息状态。生物反馈技术可以通过调节自主神经节紧张水平来达到治疗的效果。

我们已经提到在暴露和反应预防技术中，需要由临床医生首先对患者进行有效的放松训练，以保证进一步的治疗有效进行，生物反馈治疗就可以作为这种心理治疗的基础准备之一。

通过游戏可以治疗强迫症吗？

游戏治疗是以游戏为手段或媒介，让儿童有机会自我表达情感、暴露自身问题、通过游戏学会新的问题解决方法、促进身心成长发展的治疗手段。游戏治疗的方法很多，比较为人们所熟悉的如绘画治疗、沙盘治疗、玩偶治疗、讲故事等。早在弗洛伊德时代就采用了这一方法对儿童进行心理治疗，直到1919年Hughellmuth提出：游戏是儿童精神分析的重要组成。虽然直到现在，游戏治疗和精神分析之间的关系仍存在争议，但通过游戏探索儿童的内心世界已经得到了多数的肯定。

虽然，到目前为止还没有研究对游戏治疗用于儿童强迫症的有效性进行证实，但是从游戏治疗能够更有效地理解孩子、探索他们的潜意识世界、提供一定的情感支持和提升应对能力的特点来看，不妨对此保有乐观的态度，对儿童强迫症患儿进行这方面的治疗尝试。

儿童强迫症的预后如何？

现在，儿童强迫症已经受到了广泛的关注。但在过去，儿童强迫症并不被人们所重视，甚至存在儿童强迫症存在与否的质疑。其实，公开报道的儿童强迫症案例可以追溯到20世纪初，当时Janet报道了一例5岁的患者表现出典型的强迫行为。

目前研究发现儿童强迫症的起病时间呈现"双峰"高发病规律，其一在儿童期，第二则在青春期早期，几乎有1/3的病例首先出现在10~15岁，平均发病年龄一般认为在6到11岁之间；青春前期的儿童强迫症中男孩发病率高于女孩。从病程上看，发病最早可以追溯到3~4岁，虽然随访性研究揭示的儿童强迫症病程不定，但是一般认为儿童强迫症的病程较长，有一定的长期患病率，有的呈现阶梯式的发作–缓解–发作加重；也有的表现为慢性波动性病程；往往在遇到社会心理因素时容易加重或急性发作，对于儿童来说，相关的社会心理因素包括：开学、考试、与亲人分离、生活环境被迫改变。

对既往的文献复习提示，儿童强迫症的完全缓解率为10%~15%，甚至更佳于成人。发病越早、发病时间越长（未接受治疗）、病情越严重甚至需要住院治疗的患者病情迁延反复的可能性越大。而合并出现其他精神科疾病的病例预后也越差。

与成人强迫症相比，儿童强迫症患者多倾向于无明显诱因发病；平均病期短；近期预后较成人好。但是儿童期正处于生长发育的关键时期，尤其处于需要不断补充知识、完成社交能力学习的重要期，这一时期起病的强迫症患者社会功能被明显破坏。当病情反复不愈时，儿童更加丧失了补充学习的机会。研究比较了15岁前后发病的强迫症患者，结果认为15岁前发病患者的工作适应能力更差，这也就是儿童期起病的孩子最让人担忧的地方。

儿童强迫症会转变为儿童精神分裂症吗？

目前并没有长期随访研究支持儿童强迫症最终会发展为儿童精神分裂症，关键在于早期是否正确诊断。临床上，儿童强迫症早期常常较难与儿童精神分裂症相鉴别，原因在于儿童心理发育的不成熟，儿童强迫症的症状可能会使人感到荒谬，而儿童分裂症早期出现的强迫症状，人们也难以早期识别其内在的紊乱逻辑。60%左右的儿童精神分裂症患者存在强迫症状，尤其是在发病的早期，很难把两者区分开来。

一般来说，将精神分裂症从强迫症中鉴别出来可以依据一定的特征：①精神分裂症患者的强迫内容荒谬，不切实际，而强迫症的强迫内容实际上折射出个体的内在冲突，是有心理依据可循的。问题在于心理防御机制往往采用了转移、分离、压抑等把原本的心理冲突加以变化，难以窥其全貌，需要更细致深入地了解儿童的心理轨迹，如果单纯用内容的荒谬与否来鉴别两者是远远不足的。②过去往往认为具有"自知力"是用于鉴别两病的关键点，但是研究发现强迫症患儿可能并不能完全意识到自身的疾病状态，甚至还有学者将没有自省力的儿童患者列为儿童强迫症的一组特殊亚型，因此这一点也不能成为鉴别的"金标准"。

实际上，儿童强迫症与儿童精神分裂症之间似乎又有着理不清的关系，难治性强迫症患者服用抗精神障碍药物可以取得明显的疗效，而精神分裂症患者往往会出现强迫症的症状，因此，也有学者提出了两者在发病谱系中具有一定的重叠性。

预防保健篇

- ◆ 强迫症应该如何预防?
- ◆ 赞美与预防强迫症有什么联系?
- ◆ 如何通过培养孩子的健全人格来预防强迫症?
- ◆ 为什么说科学用脑有助于预防强迫症?
- ◆ 强迫症患者平时如何消除烦恼?
- ◆ ……

强迫症应该如何预防？

由于强迫症的病因未完全明了，因此从病因上预防带来一定的难度。但是目前已经清楚了，强迫症与遗传、器质性因素、社会心理因素和思维行为方式有关。特别是近年来发现，强迫患者常在儿童期已养成了与强迫型人格障碍有非常密切的关联。专家指出，从小就培养孩子的健全人格、良好的心态，有助于远离强迫。家庭的稳定、和谐，父母的心理健康水平，直接影响孩子的心灵成长。父母要保持良好的心态，多与孩子沟通，培养良好的习惯，对孩子的要求不要太严厉，不要过分要求尽善尽美。特别是在儿童期和青少年期使孩子人格健全、心理健康，某种程度上可以从源头上预防强迫症的发生。

常听到有人说："他是个有强迫型人格的人"，也观察到被称之为"强迫型人格"者的特征可能有：敏感、拘谨、胆小、优柔寡断、固执、刻板及追求完美等，还观察到大约有不到1/3的强迫症患者具有一定程度的强迫型人格。看来，不论是从治疗的角度，还是从预防的角度，改善强迫型人格，重塑新的人格都是非常必要的。要做到这些，还得先开始了解强迫性人格是怎样形成的。

所谓人格，实质上就是个性，是个体在社会和生活环境中一贯所表现出来的行为模式，人格特征就是不论时空变化仍保持相对稳定的思维、认知、反应和交往方式。行为主义心理学认为，人的行为习惯是通过学习所获得和建立的。既然可以通过学习日复一日建立一种行为习惯，同样可以通过学习建立新习惯取代旧习惯，改变以往某种持久的不合理的行为。家庭是人格养成的启蒙地。一个人童年早期的经验对成人后情绪与社交能力有比较大的影响。

（1）过分刻板的规定不利于孩子的成长。弗洛伊德的精神分析学说认为，婴儿在哺乳期如果得不到母亲的关爱，得不到吸奶的满足，可能会形成日后紧张、不信任他人；而如果婴儿吸吮、哺食过多等过度满足，又可能会形成依赖。在幼儿期如果父母比较严厉，常提出一些强硬的要求，规定必须在什么时候一定要干什么，既不能提前或者推迟，也不能随意更换。比如规定每天早上6点钟必须大便，就是拉不出也要坐在马桶上，以致上学常常迟到；小汽车搭积木只能搭半个小时，到了时候必须收走；不许刮香烟牌子、玩泥巴、脏东西等；不准玩游戏等。这样会给孩子带来潜移默化的影响，可能会形成日后厌恶脏东西，经常要洗手、讲卫生、有秩序的人格特征。

（2）环境因素对人格形成的影响。父母的举止言谈对孩子有潜移默化的影响，如一位强迫症患者回忆幼年母亲每天给地板打蜡，要求进家门就要换一双拖鞋，进卧室又要换一双鞋，给孩子穿衣服上下一定要对整齐，睡觉前一定要将脱下来的衣服叠得平平整整。也有父母对孩子求全责备，内心知道孩子做得不错，但从不夸奖孩子，希望孩子好了还要更好，使孩子一直以为自己表现不好，缺乏自信，有恐惧感。此外，读书期间学校的规章制度、学习环境的氛围以及踏入社会后，社会的道德标准、社会风尚等对人格的形成都有较大影响。

作为父母学习"从我做起"，在家中创造宽松、和谐和民主的环境，不论是父母与孩子之间、夫妻之间，都要相互平等、相互尊重。多给孩子关爱但不是百依百顺的溺爱，了解孩子各个时期的心理特点，寓教于乐。父母、老师的威信是靠自己的好言行建立的，而不是靠打骂树立的。首先要经常倾听孩子的心声，乐于参加孩子喜爱的游戏，以正面鼓励为主，培养孩子读书的兴趣，教会孩子读书的方法比一味追求高分数更为重要，因为孩子的成长过程不但是读书求知的过程，更重要的是情感、心理发展的过程。

如果是强迫症患者，首先树立重塑自己的信心，不论建立新的习惯管不管用，告诉自己只要坚持做下去，奇迹就会出现。想想以前强迫症的习惯是不由自主、潜移默化地形成的，现在变被动为主动，变不合理为科学，重新建立新的习惯有什么不好呢。充满克服困难的信心，坚持培养建立新习惯，新的人格播种下去，终将会使自己从困境中摆脱出来。

心理学、教育学家认为，培养孩子健全的人格呢，要经常鼓励、赞美孩子，赞美常激发孩子潜能，鼓励有助于健全孩子人格，即使孩子有不对的地方，也要用自己的好榜样做给孩子看，孩子是很会模仿的。也要常常与孩子谈心，让孩子知道错在哪里，应该怎样做。经常体罚孩子，容易扭曲孩子的心灵。

赞美与预防强迫症有什么联系？

第28届国际心理学大会，美国著名心理学专家琳达·卡姆拉斯公布了《中美儿童发展》研究报告。对40多例中美儿童的笑容进行记录、比较和分析之后指出，3周岁美国孩子的微笑要比同龄的中国孩子多55.6%。中国父母在易发怒程度上要比美国父母高出26%，在严厉程度上则要超出52.2%。

2008年6月1日国际儿童节前夕，一则电视新闻夺人眼球：孩子考到班级前三名，但父亲一脸不高兴，"你为什么总考不到第一名！"孩子也不客气："你为什么在公司里没有当上董事长！"

发展心理学家认为，孩子需要鼓励、赞美。你欣赏他，经常说他行，他不行也行；你老责怪他，说他不行，他行也不行。

1.罗森塔尔效应

希腊神话中有这样一则故事：塞浦路斯一位王子皮革马利翁，用象牙雕刻了一位美女。雕刻时他倾注了自己的全部心血和感情，雕成后每天捧在手中，用深情的目光注视着她，时间久了，有一天这女子竟然有了生命，飘然而下嫁给了他。

受这个故事的启发，1968年，美国心理学家罗伯·罗森塔尔和雷诺尔·贾可布森进行了一项著名的实验，取得了出乎意料的效应。他们把这种效应称为"皮革马利翁效应"，人们也称之为"罗森塔尔效应"。在实验中，他们随意抽取一组一年级学生，告诉这些学生的老师，这些学生经过特别的测验被鉴定为"天才"，具有在不久的将来产生"学业冲刺"的无穷潜力。以后，师生们在各方面对他们另眼相看，他们也不知不觉受到感染，自尊心、自信心倍增，分外努力。结果发现，当教师期待这些学生表现出较高水平的智慧进步时，他们果然在一段时间后取得比对照组学生高得多的智商分数。根据"皮革马利翁效应"，一个孩子能不能成为天才，关键是家长和老师能不能像对待天才一样地爱他、期望他、教育他，不管他是一个普通人，还是身体残缺的人，或者是别人眼中不聪明的人，先天不足的人都可以创造奇迹。19世纪德国的卡尔·威特的育儿历程就说明了这一点。卡尔·威特的儿子小威特年幼时曾被人认为是有些先天不足的孩子，但卡尔·威特并没有放弃，他说："对孩子来说，最重要的是教育而不是天赋。就是那些只具备一般天赋的人，只要教育得法，也能成为非凡的人。"卡尔·威特将这一信念落实到自己的家庭教育之中，并以此来期望他、要求他。在他的精心培育下，小威特获得法学博士学位，并担任柏林大学的法学教授。

2.美国第一位黑人州长的启示

心理学的第一思潮——精神分析学说非常强调遗传因素。心理学第二思潮——行为主义学说更强调后天因素。学说创始人华生在做了大量的动物和人的实验后得出这样一个结论，至今在心理学、教育学、哲学领域广为流传："给我一打健全的婴儿，以及我可以用以培育他们的特殊的世界，我就可以保证随机选出其中任何一个，不问他们的才能、倾向、本领、父母的职业和种族，而可以把他训练成为我所选定的任何类型的特殊人物，比如医生、律师、艺术家、大商人甚至乞丐、小偷。"只要给他自信心、鼓励，草窝里就能飞出金凤凰！

罗杰·罗尔斯是美国纽约的第五十三位州长，也是美国第一位黑人州长。在他以前，就没有黑人能够在政坛上出头。他出生在声名狼藉的大沙头贫民窟，那儿的环境恶劣，充满暴力，而他就是从这个地方长大，凭着一个简单的信念，成为一名州长。他曾经在他的就职演说中，讲述了这样一个自身的故事。在种族歧视非常严重的美国，身为黑人的罗尔斯从小就生活在被美国人认为是"垃圾区"（黑人区）——一个声名狼藉的贫民区。在上小学时，他学会了旷课、打架、欺负弱小同学，甚至砸烂教室的黑板。

当校长来到教室时，罗尔斯从窗台上跳下，他知道自己砸烂黑板是不对的，于是就主动地伸着小手走向讲台，令他惊讶的是，校长并没有因而责备他，反而说道："我一看你修长的小拇指就知道，将来你能成为一位州长。当然，你与州长的差距现在非常大，能否追上去，只取决于你自己……"校长的这番话，给了他无限的动力，最终他成功了。

是什么力量使他成功？答案只有一个：信念的支持。当他少小顽劣没有目标方向的时候，校长开玩笑说他可以当州长。这句话改变了他的一生，他立下志愿，从此挺直腰杆走路，向自己的目标不停地前进，终于在51岁那年，梦想成真，可见执着的信念可以改变人的一生。

3.心理箴言

发展心理学有一句名言：世界上本无蠢材，所谓蠢材，只是放错了岗位的天才。孩子在这方面不行，但是在另一方面可能有天赋。人本主义心理学认为，任何人都有发展的潜能。对子女的教育，就是挖掘子女潜能，不断激励、鼓励的过程。

如果孩子不能成为山巅上的一棵挺拔的松树，就鼓励他做一棵灌木吧，但要做一棵溪边最好的灌木；如果不能成为一棵参天大树，那就鼓励他做一片灌木丛吧！如果孩子不能成为一丛灌木，不妨鼓励他做一棵小草，给道路带来一片生气！如果做不了麋鹿，鼓励他做一条小鱼也不错，但要是湖中最活泼的一条！

我们不能都做船长，总得有人当船员，不过每人都得各司其职。不管是大事还是小事，我们总得完成分内的工作。做不了大路，何不做条羊肠小道，不能成为太阳，又何妨当颗星星！成败不在于大小——只在于你是否已竭尽所能。

如何通过培养孩子的健全人格来预防强迫症？

强迫症的早发现、早诊断、早治疗俗称三早，是强迫症二级预防。而病因预防是一级预防：家长多了解一些强迫症和强迫型人格障碍的科普知识，就能采取积极的教养方式，培养孩子从小养成良好的习惯、良好的心态，远离强迫型人格障碍。

强迫症患者与其父母的家庭教养方式过分严格刻板、追求尽善尽美的生活模式有着重大关系。我们一方面从小就培养孩子认真、仔细的生活习惯，另一方也注意孩子的天性是活泼好动，凡事也有个度，不必太刻板、斤斤计较。

日常的生活处事都应该与随和和灵活的作风相结合，基本要点是适应社会，与大多数人的心理特点一致，不可严重偏离。一旦发现强迫性格缺陷，应及时请教心理咨询师，及时矫治。此外应该明白预防强迫性格缺陷对防治强迫症具有重要意义。预防强迫症应从娃娃开始。

第一，要提醒孩子，不要过分在乎自我形象，不要过于追求完美。不要老是问自己我做得好吗、这样做行不行、别人会怎么看我等问题。不宜事事追求"尽善尽美"，我们只能认识环境、学习适应环境，而不可能强迫环境按照我们的控制来改变。当环境不能在短时间内改变时，我们需要尽快地适应环境才能生存。强迫症患者经常对环境有很多不满意，似乎这也不好，那也不该。他们一方面苛求自己，另一方面对身边的事物和环境也十分苛求，结果生活空间越来越窄，不能适应环境的人就会失去更多的生活空间。强迫症患者的问题是适应的弹性不够，应降低刻板要求、放弃对完美的追求，增强个体适应环境的张力和弹性。

第二，学会顺其自然。强迫症患者的另一特点是喜欢琢磨，一个芝麻大的事情往往会想出天大的事来，因此在思考问题时，要学会接纳他人、不要钻牛角尖。学会适应环境而不要刻意改变环境。

第三，教会孩子学会享受过程，不过分看重结果。为所当为，做事情要抱着一种欣赏、感受、体验快乐的心情和热情，应重视过程，不要过分重视结果。比如弹钢琴，注重弹钢琴本身的乐趣，不要规定孩子一定要练到几级，达不到就处罚，这样会给孩子的心灵带来一定的创伤。

第四，对自己的个性特点和所患疾病有正确客观的认识，对现实状况有正确客观的判断。丢掉精神包袱从而减轻不安全感，学习合理的应激处理方法，增强自信，以减轻不确定感。不好高骛远，不过分追求精益求精，以减轻其不完美感。

第五，家人、朋友对患者既不姑息迁就，也不矫枉过正。鼓励患者积极从事有益的文体活动，使其逐渐从强迫的境地中解脱出来。

第六，自我调节不能解决问题时，要请心理医生或精神科医生实施心理治疗，如：行为治疗、认知治疗、精神分析治疗等。系统脱敏疗法可逐渐减少患者重复行为的次数和时间。

为什么说科学用脑有助于预防强迫症？

科学用脑是避免强迫症的重要心理保健。用脑的科学性表现在以下几点：①兴奋和抑制是有规律的，应该按照生物钟进入大脑兴奋与抑制的时间周期，生活有规律，觉醒与睡眠有规律。②工作、学习与娱乐、休闲的平衡。不是所有的时间都用来工作或学习，大脑不是为工作和学习而存在的，工作和学习是大脑为生存和种族繁衍所具有的功能。有任务的时候，大脑的高级认知网络发挥主要作用，没有工作任务的时候其他的脑区就会发挥重要的功能。睡眠、休闲、听音乐、郊游、绘画、漫步、幻想甚至适当发呆都是大脑整体功能的一部分，不要妄想剥夺这些功能让自己每时每刻都在工作或学习。

强迫症患者平时如何消除烦恼？

强迫症的症状特点是：一方面有意识地自我强迫，例如女青年小田每天起床后第一件事是照镜子，看自己的鼻子是否高挺，眼睛是不是双眼皮。每天照镜子反复看眼睛。她也知道多看看双眼皮也不会变成单眼皮，高挺的鼻子也不会塌下去，她不想看，但又做不到，这两个方面的强烈冲突使她感到焦虑痛苦。

为什么会这样呢？一些具备相应素质的人，如：敏感、胆小、拘谨、认真、刻板、关注细节、追求完美等，容易对主观产生的某种感觉，过分注意和敏感，如小田就是个追求完美的女性，她经常察看镜子中自己的那张脸，什么时候多了一个雀斑她都非常清楚，看着那双美丽的大眼睛，她想到要是哪一天眼皮不这么双了，自己就不漂亮了，于是她每天照镜子看双眼皮，这种过度的敏感使注意力更加集中并逐渐固定，反过来又加重敏感，这就形成了强迫症"欲罢不能"的症状特点。

了解了强迫症的症状特点后，强迫症患者要学会自己帮助自己，首先就要建立"接受症状，与症状和平共处"的想法。几乎所有的强迫症患者都"领教"到"越想控制却越不能控制"的痛苦，不如试一试以接受它的态度面对它，不抵抗它，带着自己"苦苦琢磨的问题"从事自己的工作和学习活动，这样渐渐地解除主观和客观的矛盾冲突，消除矛盾对立的状态，使强迫和反强迫的症状逐渐减轻或消失。

然而，敏感、认真、关注细节的患者，怎样才能做到摆脱这些烦恼的想法呢？

就拿小田来说，从认知上找原因，可以从以下三点着手。第一，容貌是天生的，不是我想漂亮就漂亮的，也不会我多看看就变丑了。第二，每个人的相貌都是独一无二的，是不可选择的，所以还是顺其自然吧。天生我材必有用。第三，每个人都有自己的事儿要做，多学习一点本领，不要把时间消耗在无谓的乱想上。实在要乱想，不妨转移一下自己的注意力，听听歌曲，哼哼小调。

如发现孩子有强迫症状该怎么办？

在心理咨询或精神科门诊中，强迫症患者大约占15%，年龄大多在20~30岁，但是有关研究表明：在患强迫症的成年人中，有33%~50%的患者是在儿童期就起病了，为什么起病早而看病却不早呢？就是因为对强迫症的临床症状不熟悉，不知道这是强迫症的表现。请看以下案例。

小明是小学四年级，他每晚睡觉一定要把拖鞋沿床边摆整齐，晚上上厕所后如果鞋子放歪了，或爸爸妈妈走路将拖鞋碰歪了，他一定要起来重新摆好，摆不正就不罢休。早上上学出门后，他一定要回家好几次检查门是否锁好了。下午放学回家，一定要左脚先进门，如果右脚先进门了，他要再出去，重新用左脚进门，有时要往返做几次。爸爸妈妈当时只觉得这孩子从小就认真，也没当回事。

如果孩子反复检查、反复思考过分了，甚至影响了学习和生活，家长要警惕，是不是强迫症状，应及时去心理门诊咨询。

一些患强迫症的孩子及其父母痛苦地徘徊在心理咨询诊所门外，他们因为顾虑重重而不敢或者不知道寻求医生的帮助。其实，患强迫症并不可怕。而讳疾忌医，拖延病情而长期受症状折磨倒是有点可怕的。从心理咨询门诊的情况看，通过各种治疗，部分强迫症患者能在一年内缓解。即使病情拖延长了一些，治疗与不治疗是完全不一样的。不治疗者整日在"非做不可与非常不想做"的抗争中生活，而经过治疗者能逐渐改善紧张焦虑及不悦的情绪。强迫症症状有不同程度的好转之后，可进一步通过治疗帮助患者了解了疾病的性质、治疗经过，了解自己与疾病的关系，将治病的主动权掌握在自己手里，学会自己帮助自己。

强迫症患者服药应遵循哪些原则？

小张患有强迫症，服用抗强迫症药，连服了三四天，疗效不明显，就另外换了一个药，又服了三四天，疗效还不明显，再换药。换药成了走马灯，转了一圈又一圈，还是不见效……

小李服了半年的药，强迫行为和强迫思维基本消失了，欣喜万分。他看了药品说明书，觉得副作用吓人，就将药物全部停掉了，一周后反复洗涤、反复思考的症状又来了……

以上两位患者，由于没有遵守服药的一般规则，所以未能达到如期的治疗效果。服抗强迫症药必须遵守如下原则。

（1）应逐渐递增剂量。尽可能采用最小有效量，以减少不良反应和提高服药依从性。治疗前医生一般会向患者及家人阐明药物性质、作用和可能发生的不良反应及对策。患者应遵医嘱，按时按量服药，且不要自行增加药量。

（2）足量足程。小剂量疗效不佳时，酌情增至足量和足够长的疗程。抗强迫药常在足够剂量下服用2~4周才见效，由于药物及患者的个体差异，有时要4~6周才能见效，患者应有信心，静观药效。只要患者继续按足够剂量服药，病情将在8~12周内得到改善。如仍无效，换用药物。换药无效时，可考虑合用两种作用机制不同的抗抑郁药。

（3）遵照医嘱，坚持服药。服药的过程即是重塑自我的过程，如前所述，有些强迫症患者具有相应的人格特征，如敏感、多虑、固执等，他们对待服药治疗也是如此，担心服药无效或有副作用，虽然医生针对这些疑虑做了解释，但患者仍顾虑重重，或相信自己的主观臆断，或相信"别人说这方面的药是不能吃的"，或反复询问医生"这类药能不能吃？有没有副作用？"这种思维模式不就是重蹈自我强迫与反强迫的覆辙吗？学会相信别人，把治疗的问题交给医生安排，自己要做的仅是按照医嘱服药——足量足程。

（4）个体化的药物治疗方案。个体对抗抑郁药物的治疗反应存在很大差异，通常治疗方案都应考虑性别、年龄、身体情况、是否同时使用其他药物、首发或复发，以往用药情况和目前病情的特点、药物副作用、患者及家人的喜好及经济能力等多方面因素。还要根据患者用药后的反应随时调整药物和剂量。

（5）尽可能单一用药一般不主张联合用两种以上的抗抑郁药。仅在足量、足疗程治疗和换药无效时才可考虑两种抗强迫药物联合使用。

（6）症状缓解后不能立即停药。强迫症是一种容易复发的疾病，因此需要一定剂量的抗抑郁药维持治疗，以预防病情复发。突然停用抗抑郁药易导致病情反复甚至加重。

（7）药物联合心理治疗可获得最好的疗效。对强迫症患者采用个体化、足量足程等治疗，可获65%~70%的有效率。如果其他因素相同，药物联合心理治疗，总体疗效可超过80%。

如何正确对待药物的不良反应？

不少强迫症患者找到心理医生诉说自己的病情，医生都会无条件地关注、倾听并赋予共情，看见心理医生那样善解人意，常常感激地说："我的病已经好了一大半了。"可是当心理医生建议其服药治疗时，则马上说："我看见药物说明书上写着这么多不良反应，我已经怕了，会成瘾的，所以我不吃药。我这么多年这么痛苦地忍受着，就是不愿意服药。我就是不愿服药才来找你的。"

其实抗强迫症药不会成瘾。不良反应也不是在每一个患者身上都会发生。有一些不良反应，对患者可能是"正作用"。比如有些药可能会引起大便次数增多，对便秘的患者倒是"正作用"了，不必服用泻药了。

即使说明书上写的不良反应可能发生，但医生会考虑到的，患者遵医嘱服，一般影响不会太大，及时就诊，将自己的一些不良反应告诉医生，医生会采取适当措施来应对。比如服用氯米帕明引起口干，医生会告诉你服用一些酸梅来解除口干的副作用。

应该认识到，在治疗疾病这个问题中，疾病症状导致的痛苦是问题的主要矛盾，服药是为了改善症状，使我们从痛苦的症状中摆脱出来，因此服药是为了解决主要矛盾，当我们牙齿痛的时候，有时非得服去痛片才能止痛。服去痛片有时会有胃不适的感觉，此时，是顾虑胃不适而不服去痛片呢，还是不能忍受牙痛而服用去痛片呢。显然，选择只能在两者之间，能止痛是主要的，牙痛者定会毫不犹豫地服用去痛片。

有的患者对服药带着疑惑、顾虑心情，尤其是带着对说明书"不良反应"的深深印象，紧张地服了一粒药，第二天马上找到心理医生诉说："我吃了那片药，浑身不舒服，皮肤痒、便秘、食欲减退、一夜没睡着……"当医生解释说一粒药到了人体内的生化过程需要一定的时间，在这么短时间内一粒药来不及也不可能产生这么多反应，这可能是"心理效应"时，患者才道出："我是看了说明书以后才感觉到有这些反应的。"看来这些反应不是药物产生的，而是服了药后按照药物说明书"细心"体会出来的。本来就敏感，再加上暗示引发心理效应，于是一粒药就能出现那么多的"不良反应"，足以说明患者服药后注意力过多地集中在自己身体的细微变化中，使平常不在意的血管搏动、皮肤毛孔等通过感觉增强而"仔细"地感觉到了。那么，对待服药应该抱着什么样态度才正确呢？告诉自己，服药是在医生的指导下进行的，而医生是根据患者的病情而定的治疗方案。一粒药进入体内后，显效的首先是最大的治疗作用，其次才是最小的不良反应，这是临床用药的规律，作为患者，配合治疗是首先重要的，服完药以后，该上学就去上学，该上班就去上班，不要盯住自己不放。

为什么良好的社会支持，有助于防治强迫症？

《健康中国行动（2019—2030）》指出：心理健康是人在成长和发展过程中，认知合理、情绪稳定、行为适当、人际和谐、适应变化的一种完好状态，是健康的重要组成部分。当前，我国常见精神障碍和心理行为问题人数逐年增多，个人极端情绪引发的恶性案（事）件时有发生。加强心理健康促进，有助于促进社会稳定和人际关系和谐、提升公众幸福感，有助于远离抑郁、焦虑和强迫。

强迫症高危人群常常不善于寻求社会支持，相信自己能解决自己的问题，其结果往往偏离问题本身，陷入不良的恶性循环，使心理冲突和压抑变得越来越重，直到出现强迫症状。提高人际交流的技能，促进愉快的人际关系有助于打破故步自封的局面。积极的社会支持对个体缓解内心的压力和紧张是很有帮助的。

健康心理学认为：抑郁焦虑是强迫症发生发展最重要的危险因素之一。良好的社会支持，是防治焦虑、强迫的重要措施。

社会支持（social support）又称社会网络，是指个体来自社会各方面包括家庭、亲属、朋友、同事、伙伴、团体等所给予的精神上和物质上的帮助和支援，反映了一个人与社会联系的密切程度和质量，具有减轻应激的作用。

社会支持这个概念所包含的内容相当广泛，社会网络既可以是稳定的（如家庭、亲属、朋友、同事等），也可以是不稳定的（非正式团体，暂时的交往，如为疾病患儿捐款的大众）；社会支持既可以是物质上的（如支援钱物），也可以是情绪上的（如安慰关心），还可以是行动上的（如照顾生活起居）。

社会支持有哪些种类？

关于社会支持的种类，有各种不同的分类方法。比如，Blumenthal将社会支持分为家庭支持、朋友支持和其他人支持三类；肖水源把社会支持分为主观支持、客观支持和利用度三类。根据拉扎勒斯等众多研究者的研究，社会支持可以区分为以下5种基本类型：

（1）实物支持：用钱物对个体的直接援助。如为患者捐款，让他能接受心理、药物治疗。

（2）情感支持：是指对个体表示同情和关心。如亲友对焦虑障碍、强迫症患者的安慰。

（3）尊重支持：是指对个体表现出重视、鼓励，或者对个体的想法、感情表示理解，以及将个体与他人做积极的比较（如将个体与那些能力或健康状况更差的人比）。这类支持常有利于个体提高自尊，增加自我效能感和控制感。

（4）信息支持：包括对个体提出意见、指导、建议或对个体做得怎样进行反馈。如强迫症患者的现身说法，面临动机冲突时同伴的意见。

（5）小组支持：是指有共同兴趣爱好、有共同问题或有同样疾病的人组成一个小组，小组成员之间通过情感交流相互支持。如人际交往训练小组、强迫症患者俱乐部、焦虑障碍患者的集体心理干预小组等。

哪一型人格障碍最容易发展成强迫症？

人格障碍（personality disorder）的现象很早就被人们所认识，如19世纪英国的Prichard提出悖德狂，指智力没有缺陷，但行为冲动，不能自制，情感和行为违背社会规范的情况。德国精神病学家Kraepalin提出精神病质人格，主要指因人格异常而危害社会的情况。20世纪初，Schneider提出病态人格（psychopathic personalities）一词。他将人格界定为稳定的"情感、价值倾向和意志的混合"，病态人格为自中位的偏离，特征是"由于他们的不正常，贻害自己，使社会受累"。他指出病态人格并非病理性，故应排除于疾病模式之外。

21世纪，随着异常心理学的发展，专家把强迫倾向—强迫型人格障碍—强迫症，列为强迫症发生和发展的三部曲。

有一种特殊性格——焦虑、强迫性格，以穷思竭虑，优柔寡断，做事认真，谨小慎微，反复核对，不安全感，期待不幸，求全责备，生活有序，循规蹈矩，睡眠警醒，生怕迟到为性格或素质特征。

强迫型人格障碍，以过分的谨小慎微、严格要求与完美主义，及内心的不安全感为特征。男性多于女性2倍，约70%强迫症患者病前有强迫型人格障碍。这种人以十全十美的高标准要求自己，总是对自身的工作和生活难以满意，因而感到紧张、焦虑和苦恼。他们常常过分地自我克制，过分地自我关注和责任感过强，平时拘谨，小心翼翼，唯恐出现差错，思想得不到放松，具体表现为：①对任何事物都要求过高、过严、按部就班、常拘泥细节，犹豫不决，往往避免做出决定，否则感到焦虑不安；②好洁成癖，过分讲究清洁卫生，其家人有时也觉得和患者共同生活深感劳累和疲惫；③常有不安全感，往往穷思竭虑，对实施的计划反复检查、核对，唯恐疏忽或差错；④主观、固执，要求别人也按其方式办事，否则即感不快，对别人做事很不放心，即使担任领导职务，往往事必躬亲，事无巨细；⑤过分节俭，甚至吝啬；⑥过分沉溺于职责义务与道德规范，过分投入工作，业余爱好少，缺少社交往来，工作后缺乏愉快和满足的内心体验，反而常因悔恨和内疚而检查自身存在哪些缺陷，如工作什么地方没有完善，缺乏创新和冒险精神。

强迫症患者常有哪些认知曲解？

许多情绪障碍的患者存在认知曲解，而识别和矫正认知曲解将促进患者情绪和行为的改善，但这并不意味着心理障碍是单一由认知原因引起。心理障碍是多因的，是生物、心理、发育和环境多因素相互作用的结果。认知对情绪和行为具有调节作用。对于心理障碍的维持和延续，借助于反馈模型或认知与行为症状间的恶性循环联结，我们将得到更好的理解。

每一种心理障碍都有其特定的认知内容，我们将按照前述的情绪障碍认知模型进行解释，理解这些认知解释将为认知干预提供有益的帮助。

强迫症和焦虑有密切的关系。20世纪70年代Racbman提出了强迫症的心理模型，创造了一种有效的行为治疗方法——结合反应预防之暴露法（exposure with response prevention）。1988年，Salkovskis又将认知方法加进去，形成一种认知行为治疗方法。

Racbman认为，临床上把强迫症分成有强迫想法无强迫动作和有明显强迫动作两类是过于简单化了，掩盖了重要的功能性质。要重视内隐强迫行为的重要性。强迫想法（obsessions）指纠缠不已的想法、想象或冲动，是不随意的，并伴有焦虑增强。强迫行为（compulsions）指外显的和内隐的中性化（neutralize）行为，具有中和、抵消焦虑的作用，是随意的，患者借之以减轻焦虑或伤害的危险。所谓"内隐的中性化行为"主要是精神性仪式或中和焦虑的想法与想象，由于焦虑被减轻，这种中性化行为增强，使强迫症得以维持。精神性仪式行为常被忽略，因为它也表现为想法或想象，以致和强迫想法混淆，但如注意其同焦虑的关系则不难区分。强迫想法是侵入的、不能由自己愿望左右的，常激起强烈焦虑；精神性仪式则是患者借以减轻焦虑的、自己制造的想法与想象。例如，一位女患者有担心儿子被伤害的强迫观念，感到忧虑和恐惧，接着她就制造一种想象，想象其子正和其他儿童玩耍。结果强迫想法和具有中和作用的想象不断重复，越演越烈。

为什么说不是事件决定情绪，而是认知决定情绪？

《中国强迫症防治指南》指出：经历创伤性生活事件是强迫症发病的独立危险因素，经历儿童期性虐待的个体，较没有性创伤史的个体强迫症的发病率高5倍。大多数有强迫症观念的患者认为，症状与特定的负性生活事件有关。2020年后疫情时期，焦虑、强迫发病剧增，也证实了这一点。

案例1：有位擅长推测吉凶的人居住在靠近边塞的地方。一次，他的马无缘无故跑到了胡人的住地。人们都为此来宽慰他。那老人却说："这怎么就不是一种福气呢？"过了几个月，那匹失马带着胡人的许多匹良驹回来了。人们都前来祝贺他。那老人又说："这怎么就不是一种灾祸呢？"算卦人的家中有很多好马，他的儿子爱好骑马，结果从马上掉下来摔断了腿。人们都前来慰问他。那老人说："这怎么就不是一件好事呢？"过了一年，胡人大举入侵边塞，健壮男子都被征兵去作战。边塞附近的人，死亡众多。惟有塞翁的儿子因为腿瘸的缘故免于征战，父子俩一同保全了性命。

案例2：两个秀才进京赶考，途中遇见出殡的队伍。甲秀才才觉得晦气、倒霉，碰上这种不吉利的事情，肯定不是好兆头。乙秀才挺高兴，看见棺材就想，棺材——当官发财，象征我一定能考中。后来，甲名落孙山，乙高中榜首。他们都觉得自己碰到的事情十分的灵验。

哲理与感悟：同样的两个人，不同的心态却能产生不同的结果。不管面对什么事情，我们都要保持积极向上的乐观精神，方能笑傲人生。

人们通常有一种误解，以为情绪或行为障碍是由外部刺激直接引起的。行为主义盛行的时候，强调对可观察的行为进行严格的测量，认为没有必要去研究人内在的心理过程，以致将人类的复杂行为也归结为刺激-反应（S+R）模式。虽然按照条件反射理论所建立的行为治疗方法在相当一部分患者中取得了疗效，但其理论上的缺陷显而易见。

贝克的认知学说认为：认知是情绪和行为反应的中介，认为各种生活事件导致情绪和行为反应时要经过个体的认知中介。情绪和行为不是由事件直接引起的，而是经由个体接受、评价，赋予事件以意义才产生的。情绪障碍和行为障碍与适应不良的认知有关。贝克也采用埃利斯的ABC理论帮助患者识别引起不良情绪的负性认知，但他将患者的认知区分为两个层次使认知治疗程序更为清晰。另外，贝克注意到情绪和认知的互相影响，据此，他用负性认知和情绪障碍的恶性循环来理解情绪障碍的发展和维持。

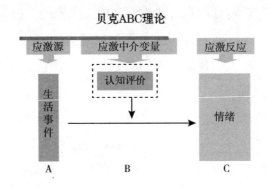

贝克ABC理论

怎样进行认知的自我训练？

具有危险因素的个体常常存在一些不同常人的认知。案例：有一个男性患者，以往患过病毒性心肌炎，偶有早搏，后来出现反复想"早搏"的强迫观念。每当"想早搏"的想法一出现，他就在脑中产生一个"不要想"的对抗性的想法，结果他整天陷入了"想早搏——不要想——想早搏——不要想……"的无休止重复之中。此外，由于强迫想法常有某种促发情形，为了防止发生激起焦虑的强迫想法，患者可能有回避行为。

强迫症患者常常存在认知曲解。如常会认为"世界充满新冠肺炎的危险"，"那么多人被感染，我一定会被感染"，"我这种不好的想法非常邪恶，好可怕"，"我不应该有这样的想法，必须把它驱除出去"，"只有我才会有这样的不道德想法，不道德的想法必须压制"。

对这样一些认识陷阱常常不被当事人所知觉。具有过度责任感的人，常困扰于必须严格按照计划行事，力求每一个细节都要完美。要帮助训练更具弹性和灵活的认识和解决问题的思维方式，勇敢打破脑子僵化的分析和评判。如认为"我一定会被感染"应该改为"我可能会被感染"，甚至："只要我采取有效的防护措施，我就不一定会被感染，甚至不会被感染"，"事情应该是"可以改变成"事情可能是"，"凡事必须"改变成"尽可能"等之类的认知方式。

通过"信念不能证实""概念重建"和认知干预，有助于患者对自己设立的所谓重要的仪式性行为去仪式化，学习和自我训练常态的行为。患者家属应忽视其仪式行为，积极关注正常行为。模仿和学习身边健康人的行为方式。去仪式化包括帮助患者学习去掉精神内的仪式和行为仪式。如尽可能对那些有特定意义的数字、符号字词去意义化，对它们保持中性的态度，坚持练习并形成习惯。

怎样通过意境冥想来防治焦虑、强迫？

强迫症患者在出现强迫思维或强迫行为时，心里极度焦虑、烦恼，有一种反强迫倾向，被矛盾心理搅得心神憔悴。如心理保健中，有一种卓有成效的自我保健、自我疗法，叫作意境冥想疗法。如果您在失眠、烦闷、紧张之余，心理医生会教您一种意境冥想，能让您远离焦虑、紧张，自得其乐。意境冥想的方法很多，"白云疗法""海浪疗法"是最常用而且是最有效的方法之一。

当强迫思维或强迫行为搅得您极度焦虑之际，不妨试一下：

（1）白云疗法：想象自己躺在一块草坪上，自己的头顶是一片蓝蓝的天空，天空下有一片白云，厚厚的，洁白的，慢慢地落在我的身上。我被白云层层包裹着，白云开始慢慢地向上飘，自己的身体也跟着白云向上飘，感觉自己越来越轻，越来越轻，身体好像完全失去了重力，越来越轻，慢慢地，慢慢地，躺在这片白云上睡着了。

（2）海浪疗法：想象自己躺在海边，蓝色的大海，金色的海滩。我躺在松软舒适的沙滩上，感觉身体下面是软软的、细细的、暖暖的细沙。沙子包裹着我，太阳照在我的身上，感觉非常温暖、舒适、安详，海水慢慢浸湿了我，有些清凉，海浪慢慢地退去，又慢慢地按摩我的肌肤，舒服极了。我就躺在这片舒适的沙滩上慢慢地睡着了。

附　录

案例分析

一、张阿姨反复洗手为哪般

张阿姨两年前偶然从朋友的一次闲聊中，听说不经常洗手极易传染上肝炎。自从听到这个说法，张阿姨开始"爱上了洗手"，饭前便后洗手那是自然，每次在擦桌子洗碗烧饭倒水前也要把手洗得干干净净的，有时慌忙中忘记了，也要再重新来过，唯恐错过一次洗手就被传染上肝炎。但渐渐地发展到推门后、拿过什么物品后，只要是感觉到碰到过脏东西她都必须去卫生间洗手，一天要洗上三四十次，家里的水费日渐上涨，肥皂也是两天用一块，这还是其次，洗手的习惯后来发展到别人和她握手后也必须立刻去洗手，但是，去洗吧，明显对别人不礼貌，不洗手吧，就会难受得如坐针毡，最后到了没法出门，怕遇到人后找不到地方洗手，整天待在家里又开始害怕别人登门拜访，又要握手洗手，最后电话也不接，别人敲门也不开。久而久之，变得吃不香、睡不着，疲惫不堪，整天惶惶恐恐、如临大敌，原来开朗热情的张阿姨不见了，成了一个整天愁云满面，坐立不安的老太太了。终于经过他人介绍来进行心理咨询，被诊断为强迫症。

症状分析：在我们的日常生活当中，会有类似这样的情况：如走到小区门口突然不能确认自家防盗门是否锁好，于是返回检查一番；刚刚整理好的手包又觉得东西没带齐；上班时总想自家的煤气没有关掉……这些是生活中很多人都曾有过的感受和经历，担心自己粗心大意造成不必要的麻烦，如果这种行为只是轻微的或暂时性的，当事人不觉痛苦，也不影响正常生活和工作，这就不算病态。

但像张阿姨这样担心患肝炎不停地反复洗手而影响了正常的生活秩序那么就有问题了，吃不香、睡不着，心理疲惫不堪，整天惶惶恐恐、如临大敌，整天愁云满面则可能是患了强迫症，需要治疗了。而强迫症患者之所以患强迫症，就在于在他们的思维方式中，爱把问题往消极方面定向，而且还爱夸大消极的后果。心理正常的人有时也会遭遇现实的挫折和矛盾，但是他们不会夸大问题的消极后果，而是去积极地解决现实中的问题和矛盾，或用一些有益的活动去调整身心，这样就有利于他们从矛盾和焦虑状态迅速走出来。此外，心理正常的人有时也会产生与强迫症患者相似的重复想法，如怕门窗未关好造成损失，怕不注意清洁卫生导致生病，但是只要他不夸大危险，不把危险的想象当成真实的事情，不对这些想法本身产生过度害怕的反应，这些想法就不会延续下去而变成强迫症状。

　　强迫症是以反复出现强迫观念和强迫动作为基本特征的一种神经症障碍。患者体验到冲动和观念来自自我，意识到强迫症状是异常的，但又无法摆脱。像张阿姨就是表现为反复地、不合理地担忧"不洗手会得肝炎"这个信念，并不得不通过"洗手"这个行为来抵消所担忧的危险——"患上肝炎"。以往的研究认为强迫症颇为罕见，但现在显示强迫症还是比较常见的。男女发病率几乎相等。国外报道一般人群中强迫症的患病率为0.05%~0.23%，在心理咨询门诊和神经科门诊，临床经验发现15%~20%的门诊患者是强迫症患者，其中脑力劳动者所占比例较高。目前，强迫症已经被列入严重影响都市人群生活质量的四大精神障碍之一，成为21世纪精神心理疾病研究的重点。像张阿姨这类的患者就需要通过心理治疗来改变"不洗手就会得肝炎"的这种偏颇的想法，体验到只要在必要的时候洗手就可以避免肝炎，同时还可以做些自己曾经感兴趣的事情来分散注意力，另外还可以辅助药物治疗来帮助她缓解焦虑，改善睡眠，最后走出强迫的阴霾。

二、打破砂锅问到底的小文

　　小文出现了一个奇怪的症状，就是什么事情都要问个为什么，十万个为什么也解决不了她的问题，在学习生活工作中，头脑中无时无刻不在产生杂念——诸如先有鸡还是现有蛋？为什么爸爸叫爸爸，妈妈叫妈妈，公司叫作公司？上班究竟是怎么回事，人为什么要上班？大脑总是反复想一些问题，这些问题明明知道不应该想，或者想不出结果，自己也想停下来不想，但是自己的思想却不受自己的支配，停不下来了。早上起床的时候会想，工作时候会想，做家务的时候会想，看电视也会想，睡觉前还是会想，甚至梦中都要想，一天到晚不管什么时候都在想，都无法停止这些让人苦恼的思想。这些问题有的能找到答案解决，有些是没有办法解决的，解决了的还会不断地在头脑里出现，还会再冒出来新的问题，每天新的问题如排山倒海向小文袭来，她也整天都沉浸在这些问题里，有时去看医生，不断地问医生一个又一个的问题，医生给予的答案只能暂时缓解小文同学的疑虑，没过几天她又被这些问题给包围了。她与那种有探索精神的人不一样，可以被理性认识打断。而有强迫性思维的人不一样，患者明知这种想法毫无意义，但非想不可。

整天都反反复复地想，想成了一种习惯，如果她停止思考这些问题，就仿佛生活的秩序被打乱，会明显地感到不安。有时候她自己也认为这个问题没法解决，要想一定的遍数才能停止，然后就开始数"想这个问题"的次数，没完没了，甚为痛苦。整个人全部精力都耗在解决这些问题上，正常的工作学习生活都受影响，万分痛苦，最后来到心理咨询门诊求助。

症状分析：强迫症的基本症状是强迫观念和强迫动作，小文的症状特点主要表现在思维不受控制地反复思考一些没有必要的问题，虽然她也知道没有必要去想，也力图摆脱，而且还不断地看医生求助、求证，但还是常常会为摆脱不了这类问题而紧张烦恼、心烦意乱、焦虑不安，甚至还会出现一些躯体症状如失眠、头痛等。

在以强迫观念为主要表现的患者中，他们往往会出现反复而持久的观念、思想、印象或冲动念头。强迫观念常有以下几种表现形式：①强迫性怀疑：患者对已完成的事情总是放心不下，要反复多次检查确实无误后才能放下心来。如怀疑是否关好门窗，准备投寄的信是否已写好地址，煤气是否已关好等等。在怀疑的同时常伴有明显的焦虑。②强迫性回忆：患者对过去的经历、往事等反复回忆，虽知毫无实际意义，但总是反复回萦于脑中，无法摆脱，因而感到厌烦至极。如回忆已讲过的话用词、语气是否恰当等。③强迫联想：当患者听到、见到或想到某一事物时，就不由自主地联想起一些令人不愉快或不祥的情景。如见到有人抽烟就想到火灾。④强迫性穷思竭虑：患者对一些毫无现实意义的问题，总是无休止地思考下去，尽管患者的逻辑推理正常，自知力也完整，也知道没有必要深究，但就是无法克制。如天为什么要下雨？人为什么要吃饭？地球为什么是圆的？

小文这种情况主要表现出来的症状特点就是强迫性的穷思竭虑，她也能充分地认识到这种强迫观念是不必要的，但却不能以主观意志加以控制。由于整个人全部精力全耗于解决这些问题上，导致小文正常的工作学习生活都受到严重影响，并为此感到不安和烦恼，自己也万分痛苦。小文的强迫症状有时严重，有时减轻。当患者心情欠佳、傍晚、疲劳或体弱多病时较为严重，特别是一个人的时候；还有在月经期间，这些强迫的念头比较明显；而在心情愉快、精力旺盛或工作、学习紧张时，强迫症状可减轻。如小文在工作充实，睡眠充足，与朋友聊天或外出游玩的时候，症状就明显减轻，有时候这些念头就自然而然地烟消云散了。像小文这种情况的患者，在改善其焦虑和睡眠问题外，进行心理治疗的时候还要鼓励其多参加集体性活动及文体活动，多培养兴趣爱好，充实生活，丰富生活，把关注点培养在现实的生活内容中，从而较少产生那些不必要的想法。

三、学习强迫症的小王和小刘

小王是个出了名爱学习的好员工，外面哪种证书吃香，就忙着要去考，什么报关、口译、监理证等等与自己工作不太有关的证书也会去考个不停，十足的考证狂人，30岁的小王自称工作压力很大，但他仍然坚持不断地给自己充电，参加了各种培训班，考回来各种各样的证书，有着这么一沓沓的证书仿佛生活就有保障了似的，他自己也感言"累是累，但心里感觉安全了，多学知识才可能多些机会。等考完这个，我还准备参加心理咨询师培训"。

小刘大学毕业后工作1年多，刚刚适应新工作的他，又准备回到学校的熔炉里去炼一炼，他很认真地说："我很想再去读点书，却苦于不知道该读什么。现在公司的总经理在读EMBA，财务总监在读ACCA，其他同事都是参加各种职业培训以提升自己的含金量，我说什么也不能落伍啊，得赶快选一门读。"

当今职场岗位的竞争，让更多的人懂得了靠学习力制胜的道理。于是，利用业余时间充电便成为职场搏击之必需。像小王小刘这样工作以后还继续不停地考研、考证的大有人在。在五花八门、层出不穷的证书面前，又常常产生心理负担，学吧，没时间，不知道学到什么程度算好；若不学，看到别人学就又感到心里发慌，生怕自己输在各种证书上，于是整天为考取各种资格证而焦躁不安。

整天处于紧张状态的小王小刘就这样强迫自己不停地学习，不断地去考这样那样的证书来适应社会的需要。环境不断地刺激人们去吸收各种知识，然而在这股学习风暴中学什么、怎么学却又成为的新困惑，既不甘人后，又想标新立异，有所特长，所以就不得不见缝插针地学。在这个信息泛滥、知识爆炸的时代，他们很不幸地患上了"学习强迫症"。

症状分析：心理科门诊的统计显示，因强迫人格、强迫行为而看心理科门诊的，类似于这样的"学习强迫症""信息强迫症"等现代时尚病在职场"白骨精"（白领、骨干、精英）人群中尤为突出。这些人的主要特征是凡事力求完美，对自己要求过分严格，对待自己就像对待希腊神话故事《普洛克路斯忒斯之床》中整天守在路口的恶魔普洛克路斯忒斯，恶魔见到行人就把他们抓来放在床上量一量，太长就用斧子砍去脚，短了就拉长，以便让其符合床的标准，结果被他丈量过的人，没有一个不是一命呜呼。自己不停地和别人比较，不断向上进取的压力就像恶魔使自己长期处于紧张和焦虑状态。

不断扩充知识量没有问题，如果这种学习不情愿，只能是学海变成了苦海，漫无目的地在这个苦海里挣扎。在这个信息泛滥、知识爆炸的时代，我们要有目的地学习，学要有所用，即学而时习之，在习的过程中又不断地领悟学习，那么才能真正做到活学活用。就像我们孔老夫子的论语中就说过："学而时习之，不亦乐乎"，学以致用，才能体会到学习的乐趣。大教育家陶行知先生在20世纪初倡导"教学做合一"时就强调：为做而教是真教，为做而学是真学。而我们还要为工作需要而学，为提升职场的核心竞争力而学。

所以要学会欣赏自己和他人之间的不同，在席卷职场的学习风暴中，只有选择性地学习、带着既定目标学习，才能摆脱众多"垃圾知识"的纠缠，从而品味到快乐学习、轻松学习的境界。"吾生也有涯，而知也无涯"，如《史记·平原君虞卿列传》所述："夫贤士之处世也，譬若锥之处囊中，其末立见。"因为攻其一点而尖锐，才有可能脱颖而出，若面面俱到，八面玲珑，那么就等于石处囊中。在我们有限的生命中，我们不可能学会所有的知识、成为一个包罗万象的通才，只能有目标地在自己的专业领域里追求卓越，不断自我完善，才能做到学有所长，脱颖而出。

四、婷婷怎么了？

婷婷今年14岁了，是个秀丽的小姑娘，总是穿戴得整整齐齐；她对人很有礼貌，和别人说话时又显得温文尔雅；更难得的是她不但学习成绩出众，而且拉得一手好二胡，是艺校颇有名气的强迫症"小明星"。她的家庭也颇让人称羡，母亲是单位领导，父亲也收入颇丰，工作稳定。一切看来都近乎完美。在外人看来，婷婷的生活犹如"小公主"一般幸福。然而，同学们发现，婷婷近来显得"很难接近"，每次和她说话说不到两句她总有些事情要离开，一个人不知去了哪里。渐渐地，就连上课的时候，婷婷也会无故离席，而且她手里总是拿着一块手绢，终日不能离手，不时用它捂住嘴巴。同学们担心她是不是生了什么病？老师也发现婷婷的学习成绩明显下降了。婷婷却一概不予回应，还一再要求大家不要"管"她。

当婷婷第一次走进上海市心理咨询中心少儿心理门诊时，她已经停学多日，整天待在家里。爸爸妈妈显然为了她很担心，说在家里根本无法和她接近，尤其是爸爸。只要爸爸对着她说一句话，婷婷就好像疯了一样挣脱父母的阻止，无法忍受一般地冲到厕所，大喊"不要再说话了！"

通过和婷婷的几次交谈，医生终于对她的病情有些明白了。原来，不知道从什么时候开始婷婷觉得别人对着自己说话时"很脏"，在学校时，只要一想到老师对着自己说话，她就开始担心空气中传来的声音会带着对方的"味道"，会很"脏"。为此，婷婷也曾经偷偷上过网，查过关于空气中能不能传布细菌或者其他"脏"东西的可能。在家时，当爸爸对着自己说话时，婷婷就简直不能"忍受"，不知怎的，平时"宁静如水"的心里，顿时犹如泛起巨浪一般烦躁不安，她不得不擦掉"漂浮"在嘴唇上的"脏"东西，而且即使感到这么想、那样做都很没有必要，但是婷婷仍然无法克制自己。

诊断：经过医生的仔细问诊，婷婷被诊断为"强迫症"。

可以看出婷婷有典型的强迫情绪和强迫行为，她明知强迫情绪是不必要的，但仍然不能摆脱，而为了克服这样的情绪，婷婷采取了一定的强迫行为，如反复擦嘴和用肥皂清洁嘴巴。虽然其中可以发现一些古怪的想法，但是与她的认知水平以及明显的焦虑情绪有关，因此不必考虑诊断其他精神障碍。

分析与治疗：按照常规治疗手段，医生对婷婷进行了药物治疗和心理干预。值得一提的是在心理干预中，医生并没有直接采用认知行为的干预方式，而是针对婷婷的具体情况制订了个体咨询和家庭干预的计划。

经过个体访谈，医生发现婷婷是个极其追求完美的人，她对自己以及周围的事物总是抱有一些不切实际的希望。在学校，虽然她的成绩已经名列前茅，却更希望自己能成为老师"唯一"的宠儿；她还希望能获得周围所有同学的认可，希望自己成为大家的中心。显然，这些都是"很难"达到的目标，这种过高的要求和不相符的实际能力之间的差距可能直接导致了个体的明显焦虑。而且这些对"完美"的苛求，也符合强迫症患者的个性特点。

在家庭访谈中，医生也发现婷婷的父母亲也抱有力求完美的生活态度，尤其是婷婷的母亲，从小在一个小山村里长大，家里有很多兄弟姐妹，为了赢得父母亲的宠爱，她从小就不断要求自己上进，终于功夫不负有心人，她考上了上海的名牌大学，半工半读地完成了学业。对她来说，奋斗、努力是生活的不懈主题。但是，她也不得不承认，自己虽然取得了让人羡慕的成就，但是内心总是惶惶不安，感觉还像当初刚进城容易"被人欺负"的小姑娘，所以，她希望自己的女儿能够真正成为万人瞩目的"中心"，好像只有这样，才能让自己不用再为女儿的未来担心。也正因为此，她对女儿的关心几乎是无微不至的。小到站立时的姿态，大到女儿的学业选择，母亲都"一手包办"。婷婷的父亲也承认，对婷婷的管教从小就很严格，很少赞扬孩子的优点，而更多的则是拿着"更好"的榜样来"勉励"婷婷。母亲满怀深情地说："或许我们给孩子的担子太重了。我想，我以前这么差的环境都苦过来了，孩子现在的条件这么好，那她也一定要比我发展得更好。"

经过多次家庭治疗，婷婷逐渐拼凑起了关于自己发病的信息。她想起自己第一次想到"很脏"时，父母亲正在吵架，吵闹声不停地传到正在做作业的婷婷的耳朵里，这让她感到十分心烦。此时，她刚刚上完关于细菌的卫生课，无意间，婷婷开始担心父母亲的"激烈"言辞会像细菌一样飘浮在空气中，最终"传染"给自己。虽然婷婷明明知道这是不可能的，但是她始终忍不住会这么想，渐渐地这种担心越来越明显，她越想克制却越克制不了，而且烦人的思绪让她上课无法专心，学习成绩明显下降。为了尽快克制自己的无聊念头，她开始通过不停地擦嘴、洗嘴巴把脏东西擦掉。但是事情却不像她自己想象的那样变好，反而越来越差。

医生随后把对婷婷疾病病因的理解和婷婷一家做了沟通，他们也逐渐认同了医生的看法，并相互倾诉了亲子之间平素没有机会透露的心声。为了进一步帮助婷婷摆脱困境，医生在一周一次的心理治疗中，通过家庭作业、自我辩论等认知治疗的方法，帮助婷婷改变了一些"绝对化"和"以偏概全"的认知误区，婷婷在医生的建议下，参加了"生物反馈治疗"，教会她逐渐学会控制自身的情绪。随后，在婷婷的积极参与下，共同完成了"暴露与反应预防"的治疗，让婷婷逐级暴露在"脏"的"气流之中"，学会自我放松。当然，这些治疗仅仅解决了婷婷目前的问题，婷婷的"易感"性格并非一朝一夕得来的，治疗师建议婷婷可以通过参加团体心理治疗等活动，逐渐培养自己，磨炼自己的性格，当然如果再碰到困难，还可以寻求学校心理辅导老师或者心理医生的帮助。

　　几个月后，当婷婷再次出现在校园里的时候，正巧遇到他们的"过关"考试，婷婷充满自信地告诉母亲，她一定能顺利完成学业，成为一个优秀而快乐的人。

强迫症诊断标准

一、国际疾病分类第10版（ICD-10）关于强迫症的诊断标准

F42强迫障碍

本障碍的基本特征是反复出现的强迫思维或强迫动作［为简单起见，提到症状时用强迫（Obsessional）代替强迫–强制（Obsessive-compulsive）］。强迫思维是以刻板形式反复进入患者头脑中的观念、表象或冲动，它们几乎总是令人痛苦的（因为内容为暴力、猥亵、淫秽方面的或仅仅因为患者认为其内容毫无意义）。患者往往试图抵制，但不成功。然而，虽然这些思维并非自愿且令人反感，但是患者认为它是属于自己的。强迫动作或仪式是一再出现的刻板行为。从根本上讲，这些行为既不能使人愉快，也无助于完成有意义的任务。患者常将其视为能防范某些客观上不大可能的事件，且他们认为事件对患者有害或者是患者造成的危害事件。这种行为通常（但并非总是如此）被患者认为是无意义的或无效的，且反复企图加以抵抗。对于病程漫长的病例，抵制可能十分微弱，往往存在自主性焦虑症状；不过，不伴明显自主神经兴奋的内在紧张或心理紧张的痛苦感也很常见。强迫症状，特别是强迫思维，与抑郁有密切关系。有强迫障碍的人常存在抑郁症状，患复发性抑郁障碍的人在抑郁发作时也可有强迫思维。无论在哪种情况下，抑郁症状的加重或减轻一般会伴有强迫症状严重度的平行变化。

强迫障碍在两性发生率相同，患者的人格常带有突出强迫反应性特征。发病多在童年或成年早期，病程多变。若不存在明显的抑郁症状，转成慢性的可能性更大。

诊断要点：要做出肯定诊断，必须在连续两周中的大多数日子里存在

强迫症状或强迫动作，或两者并存。这些症状引起痛苦或妨碍活动。

强迫症状应具备以下特点：

（a）必须被看作是患者自己的思维或冲动；

（b）必须至少有一种思想或动作仍在被患者徒劳地加以抵制，即使患者不再对其他症状加以抵制；

（c）实施动作的想法本身应该是令人不愉快的（单纯为缓解紧张或焦虑不视为这种意义上的愉快）；

（d）想法、表象或冲动必须是令人不快地一再出现。

包括：强迫性（anankastic）神经症

强迫神经症

强迫－强制神经症

鉴别诊断：由于抑郁障碍与强迫障碍经常同时存在，两者的鉴别可能很困难。对于急性发作的障碍，优先考虑首先出现的症状；如果两组症状都存在且都不占优势，一般最好将抑郁视为原发。对于慢性障碍，单独存在的那组症状中出现最频繁的应优先考虑诊断。

偶尔的惊恐发作或轻微的恐怖症状无碍于诊断。但是，见之于精神分裂症、Tourett综合征、器质性精神障碍的强迫症状应视为这些障碍的一部分。

虽然强迫思维与强迫动作经常并存，在某些个体辨认出究竟哪一组症状占优势是有用的，因为二者对不同的治疗方法反应不同。

（1）F42.0：以强迫思维或穷思竭虑为主。可表现为观念、心理表象或行为的冲动。内容可有很大变异，但几乎总是令患者痛苦。例如，一位妇女害怕自己最终会无法抵制要杀死自己所爱孩子的冲动，因而痛苦不堪；又如，受到反复出现的猥亵的或亵渎的自我不相容的心理表象的折磨。有时，涉及的观念完全没有意义，如没完没了地对不可能有定论的选择进行近乎哲学层次的思考。这种对选择的不能决断，也是许多其他强迫仪式的一个重要特点，并往往伴有对日常生活中的细节无法做出必要的决定。

强迫性穷思竭虑与抑郁的关系尤为密切，仅当不存在抑郁障碍时出现或继续存在穷思竭虑，才倾向于作强迫障碍的诊断。

（2）F42.1：以强迫动作（强迫仪式）为主。大多数强迫动作涉及清洗（特别是洗手），反复检查以防范潜在的危险情境、保持有序和整洁。外在行为所隐含的是害怕，或害怕自己遇到危险，或害怕由自己引起危险。强迫仪式动作可占去一天中的数小时，有时还伴有明显的犹豫不决和行事迟缓。总的说来，男女两性发生率相等，但洗手仪式更多见于女性，而没有重复的行事迟缓在男性更常见。与强迫思维相比，强迫仪式动作与抑郁的关系不那么密切，行为治疗更易于使之改善。

（3）F42.2：混合性强迫思维和动作。多数强迫障碍患者同时有强迫思维及强迫行为的表现，如果两组表现突出程度等同，则应采用这一亚类，这是一般的情形。但是，由于强迫思维和强迫动作适宜用不同的治疗方法，如果有明显占优势的一组症状，单独予以标明是有益的。

（4）F42.8：其他强迫障碍。

（5）F42.9：强迫障碍，未特定。

二、美国精神障碍诊断与统计手册第5版（DSM-5）

1. 300.3 强迫症

强迫症患者具有强迫观念，强迫行为，或两者皆有。

（1）强迫思维定义：在该障碍的某些时间段里，感受到反复的、持续性的、侵入性的和不必要的想法、冲动或意向，大多数个体会引起显著的焦虑或痛苦。

个体试图忽视或压抑此类想法、冲动或意象，通过某些其他想法或行为来中和它们（例如，通过某种强迫行为）。

（2）强迫行为定义：①重复行为（如洗手、排序、核对）或精神活动（如祈祷、计数、反复默诵字词）。个体感到重复行为或精神活动是作为应对强迫思维或根据必须严格执行的规则而被迫执行的。②重复行为或精神活动的目的在于防止或减轻焦虑或痛苦，防止某些可怕的事件或情况；然而，这些重复行为或精神活动和所设计的中和或预防的事件或情况缺乏显示的连接，明显是过度的（幼儿可能无法明确地表达这些重复行为或精神活动的目的）。③强迫思维或强迫行为是耗时的（例如，每天消耗1小时以上）或这些症状引起具有临床意义的痛苦，导致社交、职业或其他重要功能方面的损害。④此强迫症状不能归因于某种物质（例如，滥用的毒品、药物）的生理效应或其他躯体疾病。⑤该障碍不能用其他精神障碍的症状来更好的解释［例如，像广泛性焦虑障碍中的过度担心，像躯体变形障碍中的外貌先占观念，像囤积障碍中的难以丢弃或放弃物品，像拔毛症（拔毛障碍）中的拔毛发，像抠皮（皮肤搔抓）障碍中的皮肤搔抓，像刻板运动障碍中的刻板行为，像进食障碍中的仪式化进食行为，像物质相关及成瘾障碍中物质或赌博的先占观念，像疾病焦虑障碍中患有某种疾病的先占观念，像性欲倒错障碍中的性冲动或性幻想，像破坏性、冲动控制及品行障碍中的冲动，像抑郁障碍中的内疚性沉思，像精神分裂症谱系及其他精神病性障碍中的思维插入或妄想性的先占观念，或像孤独症（自闭症）谱系障碍中的重复性行为模式］。

标注如果是：

伴良好或一般的自知力：个体意识到强迫症的信念肯定或可能不是真的，或者它们可以是或不是真的。

伴差的自知力：个体意识到强迫症的信念可能是真的。

缺乏自知力/妄想信念：个体完全确信强迫症的信念是真的。

标注如果是：

与抽动症相关：个体目前有过或过去有抽动障碍史。

三、DSM-5诊断标准变化的临床意义

《中国强迫症防治指南》（2016年8月版）非常详细地阐述了DSM-5诊断标准变化的临床意义。

2013年5月出版的DSM-5中，变化最大的内容是"强迫症的分类及诊断标准"。DSM-5将强迫症从"焦虑障碍"中移出来，作为一个独立分类，与"躯体变形障碍、拔毛症、抓痕障碍、囤积障碍、物质/药物所致强迫及相关障碍、由于其他医学状况导致的强迫及相关障碍、其他特定的强迫

及相关障碍一起"，被命名为"强迫及相关障碍"。这一改变的初衷，是希望尽可能根据个体间行为表型与病理生理基础的相似性，来最大限度地提高诊断标准在临床实践中的诊断效度和临床实用性。同样地，这一变化也有助于临床实践中对这些疾病进行更有针对性的评估与干预。已有系统综述发现，强迫症和强迫相关障碍与其他焦虑障碍在病程、共患疾病、家族聚集性、遗传风险因素和生物标志物、人格特征、认知-情绪加工、治疗反应上均有所不同。例如，焦虑障碍以精神（恐惧、焦虑）和躯体（惊恐、躯体症状）焦虑为明确特征。而在强迫及相关障碍中，焦虑症状虽然经常出现，但是存在容易变化和异质性的特点，是一个不稳定的特征。当然，这种分类方法，可能会削弱强迫及相关障碍和焦虑障碍之间的重要联系。为了强调焦虑障碍与强迫及相关障碍之间的重要关系，DSM-5有意将强迫及相关障碍放在紧邻焦虑障碍的后面。其次，除了焦虑症状特征的差异，二类疾病对药物治疗的反应也存在明显不同。焦虑障碍患者对多种药物治疗有效，如SSRIs、5-羟色胺/去甲肾上腺素再摄取抑制药（SNRIS）普瑞巴林（治疗社交焦虑障碍、广泛性焦虑障碍）或阿戈美拉汀（治疗广泛性焦虑障碍）。而强迫症患者对非5-HT能药物缺乏疗效。

另外，两类疾病对一线的心理治疗反应也存在差异，例如一系列认知行为治疗对焦虑障碍患者有效，而暴露反应预防（ERP）是强迫症患者心理治疗的基础。

此外，DSM-5中强迫症的诊断标准也进行了相应的变化。首先是将诊断条目中一些关键的描述性词语进行了以下调整。①将"突如其来的念头、冲动（impulse）"改为"强烈要求、冲动（urge）"，以区别于冲动控制障碍；将"不恰当（Inappropriate）"改为"不必要（unwanted）"，因为在一种文化背景被认为是不恰当（inappropriate）的表现，可能在另一种文化背景下是恰当的。②不再去判断患者的强迫表现为"过度"还是"不合理"，这个信息可通过评估患者的自知力程度来收集。③最具有临床意义的两处改变为自知力和抽动相关的标准，这两条对治疗有明显影响。以前在DSM-Ⅳ中，经常不清楚应将自知力差的患者分类为强迫症还是精神病性障碍。

DSM-5 中将强迫症患者自知力的判断扩大到更宽的自知力评估范围，包括强迫症妄想性观念，这在以前是被诊断为精神病性障碍。按照 DSM-5，为了做出诊断，医生必须判断患者自知力为好、差或者为缺乏自知力/伴有妄想观念。然而，自知力是一个多维度概念，在对强迫症患者的研究中发现，2%~4% 的患者缺乏自知力，而且自知力差的患者往往病情更重、与抑郁障碍共病更多、病程更长、对心理治疗和药物治疗的效果更差。此外，流行病学研究发现，强迫症共患抽动秽语综合征、抽动障碍的概率较高，而且伴发的抽动障碍对患者的药物治疗有明显影响，伴有抽动的儿童和成人强迫症患者经 SSRIs 治疗后效果较差。因此，评估强迫症患者的自知力水平、是否伴有抽动，对于患者治疗策略的选择有重要意义。

强迫症常用检测量表

一、怎样用自我筛查量表发现强迫症状

为了早期发现强迫症状，早期干预治疗，心理学和精神医学专家发明了强迫症的自我筛查表。包括强迫症自我筛查表和美国焦虑障碍协会强迫症筛查表。下面是两个强迫症自我测量表，当有一条或一条以上的症状持续存在，并且影响正常生活时，建议找专科医生进一步咨询。

附表1 强迫症自我筛查表

1. 我常反复洗手而且洗手的时间很长，超过正常所必需
2. 我有时不得不毫无理由地重复相同的内容、句子或数字好几次
3. 我觉得自己穿衣、脱衣、清洗、走路时要遵循特殊的顺序
4. 我常常没有必要地检查门窗、煤气、钱物、文件、信件等
5. 我不得不反复好几次做某些事情直到我认为自己已经做好了为止
6. 我对自己做的大多数事情都要产生怀疑
7. 一些不愉快的想法常违背我的意愿进入我的头脑，使我不能摆脱
8. 我常常设想自己粗心大意或是细小的差错会引起灾难性的后果
9. 我时常无原因地担心自己患了某种疾病
10. 我时常无原因地计数
11. 在某些场合，我很害怕失去控制，做出尴尬的事
12. 我经常迟到，因为我没有必要地花了很多时间重复做某些事情
13. 当我看到刀、匕首和其他尖锐物品时，会感到心烦意乱
14. 我为要完全记住一些不重要的事情而困扰
15. 有时我有毫无原因地想要破坏某些物品或伤害他人的冲动
16. 在某些场合，即使当时我生病了，我也想暴食一顿
17. 听到自杀、犯罪或生病的事，我会心烦意乱很长时间，很难不去想它

附表2　美国焦虑障碍协会强迫症筛查表

1. 你是否有愚蠢的、肮脏的或可怕的不必要的念头、想法或冲动？

2. 你是否有过度怕脏、怕细菌和化学物质？

3. 你是否总是担忧忘记某些重要的事情，如房门没有锁、阀门没有关而出事？

4. 你是否担忧自己会说出或做出自己并不想做的攻击性行为或攻击性言语？

5. 你是否总是担忧自己会丢失重要的东西？

6. 你是否有什么事必须重复做，或者有什么想法必须反复想从而获得轻松？

7. 你是否有过度洗澡或过度洗东西？

8. 你是否做一件事必须重复检查多次才放心？

9. 你是否为了担忧攻击性语言或行为伤害别人而回避某些场合或个人？

10. 你是否保留了许多你认为不能扔掉的没有用的东西？

二、Yale-Brown 强迫症状量表

Yale-Brown 强迫症状量表有10个临床评定项目，每一项目从0分（无症状）到4分（症状极重）分为5级评分，评分越高说明症状越重。总分为10个项目评分之和（0~40分）。强迫思维（第1至第5项评分之和）与强迫动作（第6至第10项评分之和）可以分别评定。

Yale-Brown 强迫症状量表根据症状花费时间、干扰正常功能程度、患者主观苦恼、患者积极抵抗以及控制症状程度进行评分。

项目1~3和6~8为强迫思维或强迫动作所花费的时间，对正常功能的干扰以及痛苦程度。这些项目与强迫症的严重性有直接的联系。

第4项和第9项分别评定抵制强迫思维或强迫动作的程度，量表设计者认为："抵制"是强迫症患者反抗强迫思维和强迫动作所做努力多少的尺度；症状严重者所做努力较少，该项目评分较高。

第5项和第10项分别评定控制强迫思维或强迫动作的程度，与第4项和第9项不同之处在于："抵制"是指能否成功有效地控制强迫症状，与所做努力多少无关。

Yale-Brown 强迫症状量表（表3）主要用以评估已被诊断为强迫症的患者的症状严重程度和治疗效果，一般不能作为诊断用量表。因此在使用该

量表评定之前，首先应明确患者确实是患有强迫症。该量表一般每周评定一次，也可根据需要在不同时间进行评定。首次评定前，要求患者列出强迫思维和强迫动作的症状清单。以后每次评定前，施测者先复习一下症状清单；如果出现新的强迫思维或强迫动作，则应重新修订症状清单。

附表3　Yale-Brown强迫症状量表

姓名：　　性别：　　年龄：　　病室：　　研究编号：

住院号：　评定日期：　第　次评定　评定者：

1.强迫思维占据时间：您有多少时间被强迫思维所占据？是否经常出现？（不包括非强迫性的、与自我相协调的、过分而合理的反复思考，或沉湎于这种想法）

无 ·· 0

轻度。偶尔出现（一天内少于1小时）··· 1

中度。经常出现（一天内1~3小时）·· 2

重度。频繁出现（一天内3~8小时）·· 3

极重度。近乎持续出现（一天内超过8小时）······································ 4

2.社交或工作能力受强迫思维影响的程度：强迫思维使您在社交或工作中受到多少干扰？有没有因此而使您不能完成某件事情？（如果患者现在没有工作，那么假设患者在工作，以评定其受干扰强度）

无 ·· 0

轻度。轻度影响社交或工作，但整体活动未受影响 ······························ 1

中度。肯定影响社交或工作，但还可加以控制 ···································· 2

重度。社交或工作受到相应程度的损害 ·· 3

极重度。丧失社交或工作能力 ·· 4

3.强迫思维所致痛苦烦恼程度：您感受到多少痛苦烦恼？（对于大多数患者而言，这种痛苦也就等于焦虑，但也有例外。如，患者会诉说感到"烦恼不安"，但否认有"焦虑"。在此只评定由强迫思维所致焦虑，而非广泛性焦虑或与其他症状有关的焦虑）

无 ·· 0

轻度。较少有痛苦烦恼，且程度较轻 ··· 1

中度。经常有痛苦烦恼，但还能控制 ··· 2

重度。感到明显痛苦烦恼，且次数很多 ·· 3

极重度。近乎持续感到烦恼，以致什么事情都不能做 ····························· 4

4.对强迫思维的抵制：您做过多少努力来摆脱强迫思维？一旦强迫思维出现，您多少次试图转移注意力或不理会它？（在此对试图摆脱强迫思维所做的努力做评定，而不论事实上成功与否）

一直努力去克服强迫思维，或者症状轻微而无须主动去抵制 ………………………… 0

大部分时间里试图去克服 …………………………………………………………… 1

做过一些努力试图去克服 …………………………………………………………… 2

服从于所有的强迫思维而没有克服的企图，但有些勉强 ………………………… 3

完全并且乐意服从于所有的强迫思维 ……………………………………………… 4

5.控制强迫思维的程度：您能控制住多少强迫思维？（您成功地阻止或转移了多少强迫思维？）

完全能控制 …………………………………………………………………………… 0

基本能控制。能通过做些努力和集中思想来阻止或转移强迫思维 ……………… 1

能控制些。有时能阻止或转移强迫思维 …………………………………………… 2

很少能控制。很少能成功地阻止强迫思维的进行。很难因转移注意力而摆脱强迫思维 3

完全不能控制。完全无意地在体验强迫思维，很少能甚至仅是瞬间地摆脱强迫思维 … 4

6.您在强迫行为上用了多少时间：您有多少时间用于强迫行为上？是否经常出现？（如果强迫行为主要表现为有关日常生活的仪式动作，则做以下提问）您在日常活动中出现仪式动作时，完成这项活动所用时间比正常人增加多少？（大多数患者的强迫动作是强迫性行为表现，如反复洗手，但也有些患者的强迫行为不容易被人察觉，如默默地反复核对）

无 ……………………………………………………………………………………… 0

轻度。每天少于1小时，或偶尔出现 ……………………………………………… 1

中度。每天1~3小时，或频繁出现（一天多于8次，但多数时间里没有）……… 2

重度。每天3~8小时，或出现非常频繁（一天多于8次，且多数时间里都有）……… 3

极重度。每天多于8小时，或几乎持续性出现（出现次数太多而无法统计，并且几乎每个小时都出现数次）……………………………………………………………………… 4

7.受强迫行为干扰的程度：强迫行为使您在社交或在工作中受到多少干扰？有没有因此使您不能做某些事情？（如果目前没有工作，则假定患者在工作来评定其受干扰程度）

无 ……………………………………………………………………………………… 0

轻度。轻度干扰社交或工作，但整体活动未受影响 ……………………………… 1

中度。明显干扰社交或工作，但还能控制 ………………………………………… 2

重度。导致社交或工作相当程度受损 ……………………………………………… 3

极重度。丧失社交或工作能力 ……………………………………………………… 4

8.强迫行为所致痛苦烦恼程度：如果阻止您正在进行中的强迫行为，您会有什么感觉？（过一会儿再问以下问题）您会变得怎样焦虑？（在此指突然终止患者的强迫行为而不予保证会允许再做时，评定患者所体验到的痛苦烦恼程度。对大多数患者而言，执行强迫行为时会减少焦虑，所以在做以上评定时，若检查者确定患者的焦虑确实在阻止执行强迫行为后反而减少了，那么再问：在进行强迫行为直至完成并感到满意为止的这个时期内，您感受到多少不安？）

无 ·· 0
轻度。阻止强迫行为后仅有轻度焦虑，或在进行强迫行为时只有轻度焦虑 ············· 1
中度。在强迫行为受阻时，焦虑有所增加，但仍可忍受，或在执行强迫行为时，焦虑有所增加而仍可忍受 ··· 2
重度。在执行强迫行为时或被阻止执行时，出现显著持久的焦虑，且越来越感到不安　3
极重度。对旨在改变强迫行为的任何干预，或在执行强迫行为时焦虑体验难以忍受 ··· 4

9.对强迫行为产生的抵制程度：您做了多少努力以摆脱强迫行为？（只评所做的努力，而不论事实上成功与否）

总在努力试图摆脱强迫行为，或症状轻微而无须摆脱 ··· 0
大多数时间在试图摆脱 ·· 1
做过一些努力欲摆脱 ·· 2
执行所有的强迫行为，没有想控制它们的企图，但做时有些勉强 ···························· 3
完全并心甘情愿地执行所有的强迫行为 ·· 4

10.控制强迫行为的程度：您想执行强迫行为的内心驱动力有多强？（过一会儿再问以下问题）您能控制住多少强迫行为？

完全控制 ··· 0
基本能控制。感到有压力要去执行强迫行为，但往往能自主地控制住 ····················· 1
部分能控制。感到强烈的压力必须去执行强迫行为，不努力的话便控制不住 ············ 2
很少能控制。有很强烈的欲望去执行强迫行为，费尽心力也只能延迟片刻 ··············· 3
不能控制。完全不由自主地欲去执行强迫行为，即使做片刻的延迟也几乎不能 ········· 4
强迫思维计分（1~5项评分之和）_____
强迫行为计分（6~10项评分之和）_____

总 分_____

三、Marks 恐怖强迫量表（MSCPOR）

Marks恐怖强迫量表（MSCPOR，或MOS），主要用于对强迫性神经症和恐怖性神经症的治疗效果评价，是比较有效的恐怖强迫量表之一。

1.评定项目和标准

MSCPOR（量表）包括43项，可分为4个分量表：

（1）强迫行为量表（1~29项）；

（2）恐怖量表（30~39项）；

（3）总体适应量表（40~41项）；

（4）靶症状量表（42~43项）。

量表作者还将（1）和（2）两个分量表，合称为强迫行为检查清单。

强迫行为量表［分量表（1）］，按症状的严重程度或持续时间评定：①无；②轻，偶然有；③中等严重，经常有；④严重，频繁出现；⑤非常严重，几乎一直存在。

恐怖量表［分量表（2）］，则按其症状严重程度评定：①遇到恐怖的物体或境遇时，无任何不舒服感觉；②有不舒服感，但不回避；③有恐惧感，并试图回避；④有强烈恐惧感，并尽力回避；⑤非常强烈的恐惧感，不可能回避时呈惊恐发作。

40项和41项为总体适应分量表，分别评估被试者的工作和家庭职能有无受损：①无；②轻；③中等；④重度；⑤极重。

42项和43项为靶症状量表，分别评估其核心恐怖症状和强迫症状，即被试者认为他的主要的、受累最重的症状。分为A、B两个亚项，A为该症状造成的主观痛苦，分9级：①无；②似有，稍有；③肯定有；④明显；⑤偏重，有些干扰生活；⑥重，且干扰生活；⑦很重，且明显干扰生活；⑧严重，无法正常生活；⑨极重，已无法忍受。B为该症状的持续时间、花费时间或出现频繁程度，分9级：①无；②偶尔有，如每周一次；③很少有，如每几天一次；④少有，如每天一次；⑤有时有，如一天多次；⑥常有，每天症状呈现几个小时；⑦经常有，如有症状时间占白天的一半；⑧几乎一直有；⑨一直有。另外，还需指明靶症状的具体种类。

2.评定方法和注意事项

检查应由经训练的精神科医生执行。靶症状应在全面检查后确定，在恐怖和强迫症状中，按被试者所述各选一种。一次评定约需20分钟。

3.结果解释

MSCPOR的结果，主要为各单项分（特别是40~43项）和强迫行为清单（1~39项）的总分。在药理学研究中，常以40、41、42a、42b、43a和43b作为主要统计指标。作者未提供分界值。

四、Marks恐怖强迫量表（MSCPOR）

附表4　Marks恐怖强迫量表（MSCPOR）

说明：除42、43项外，①无；②轻微，偶然；③中等，经常；④严重，频繁；⑤极重，一直有。

1.洗澡	1 2 3 4 5
2.洗脸、洗手	1 2 3 4 5
3.洗发、梳头	1 2 3 4 5
4.刷牙	1 2 3 4 5
5.穿、脱衣服	1 2 3 4 5
6.上厕所小便	1 2 3 4 5
7.上厕所大便	1 2 3 4 5
8.触摸他人或玻璃	1 2 3 4 5
9.拿垃圾或垃圾桶	1 2 3 4 5
10.洗衣	1 2 3 4 5
11.洗碗碟	1 2 3 4 5
12.拿/煮食物	1 2 3 4 5
13.打扫房间	1 2 3 4 5
14.保持物品清洁	1 2 3 4 5
15.铺床	1 2 3 4 5
16.擦鞋	1 2 3 4 5

17. 握门把	1 2 3 4 5
18. 触摸生殖器、性交	1 2 3 4 5
19. 去医院	1 2 3 4 5
20. 开 / 关灯	1 2 3 4 5
21. 关锁门窗	1 2 3 4 5
22. 使用电器	1 2 3 4 5
23. 计算、记账	1 2 3 4 5
24. 上班	1 2 3 4 5
25. 做工作	1 2 3 4 5
26. 书写	1 2 3 4 5
27. 填表	1 2 3 4 5
28. 寄信	1 2 3 4 5
29. 阅读	1 2 3 4 5
30. 上街	1 2 3 4 5
31. 乘车	1 2 3 4 5
32. 照顾小孩	1 2 3 4 5
33. 在饭店吃饭	1 2 3 4 5
34. 去电影院或剧场	1 2 3 4 5
35. 去公共厕所	1 2 3 4 5
36. 约会	1 2 3 4 5
37. 望着他人或与人交谈	1 2 3 4 5
38. 把东西丢掉	1 2 3 4 5
39. 去商店购物	1 2 3 4 5
40. 工作适应能力下降	1 2 3 4 5
41. 家庭职能下降	1 2 3 4 5
42. 恐怖靶症状	（　　　　）
42a. 痛苦	1 2 3 4 5 6 7 8 9
42b. 频度 / 时间	1 2 3 4 5 6 7 8 9
43. 强迫靶症状	（　　　　）
43a. 痛苦	1 2 3 4 5 6 7 8 9
43b. 频度 / 时间	1 2 3 4 5 6 7 8 9

总分（1~39项）：　　　　备注：